Haymeé Escalona Rodríguez
Ester Rafaela Rodríguez Machado
María del Rosario Pineda Machado

INTERVENCIÓN EDUCATIVA SOBRE ITS EN ADOLESCENTES

Haymeé Escalona Rodríguez
Ester Rafaela Rodríguez Machado
María del Rosario Pineda Machado

INTERVENCIÓN EDUCATIVA SOBRE ITS EN ADOLESCENTES

Intervención educativa sobre ITS en adolescentes de la secundaria básica Manuel Ascunce Domenech

Editorial Académica Española

Imprint

Any brand names and product names mentioned in this book are subject to trademark, brand or patent protection and are trademarks or registered trademarks of their respective holders. The use of brand names, product names, common names, trade names, product descriptions etc. even without a particular marking in this work is in no way to be construed to mean that such names may be regarded as unrestricted in respect of trademark and brand protection legislation and could thus be used by anyone.

Cover image: www.ingimage.com

Publisher:
Editorial Académica Española
is a trademark of
Dodo Books Indian Ocean Ltd. and OmniScriptum S.R.L publishing group

120 High Road, East Finchley, London, N2 9ED, United Kingdom
Str. Armeneasca 28/1, office 1, Chisinau MD-2012, Republic of Moldova, Europe
Printed at: see last page
ISBN: 978-613-9-46629-0

Copyright © Haymeé Escalona Rodríguez, Ester Rafaela Rodríguez Machado, María del Rosario Pineda Machado
Copyright © 2024 Dodo Books Indian Ocean Ltd. and OmniScriptum S.R.L publishing group

RESUMEN

Se realizó un estudio de intervención educativa, con el objetivo de evaluar el nivel de conocimientos acerca de las ITS y el VIH/SIDA en adolescentes, pertenecientes a la secundaria Manuel Ascunce Domenech de Manzanillo, en el período comprendido septiembre de 2020 a febrero del 2021. El universo fue de 380 adolescentes con una muestra de 125 de los grados 8vo y 9no que cumplieron con los criterios de inclusión. El estudio contó con cuatro etapas, diagnóstica, de elaboración, intervención y evaluación. La información se recogió mediante un cuestionario confeccionado al efecto cumpliendo la fase de diagnóstico, procesándose mediante los paquetes estadísticos contenidos en el programa STADISTICS (versión 6.0). Se determinaron variables como: edad, sexo, grado escolar, prácticas de relaciones sexuales, fuentes de información a la que acuden los adolescentes acerca de ITS/VIH/sida, criterios de protección y el nivel de conocimientos de los estudiantes sobre las ITS, antes y después de la intervención educativa. Se comprobó que el grupo de edad de mayor prevalencia fue de 13 a 14 años con predominio del sexo femenino (62.4%). El 60.8% habían iniciado relaciones sexuales, el 41.6% acude a los amigos como primera fuente de información sobre ITS. Los adolescentes no reconocen el uso del condón para protegerse en el 59.2%, además de la abstinencia sexual en un 31.2%, solo el 17.6% mostró nivel de conocimiento satisfactorio antes de la intervención, incrementándose éstos después de la capacitación, resultando efectiva la capacitación y modificando satisfactoriamente los conocimientos de los adolescentes.

Palabras claves: intervención educativa, infecciones de transmisión sexual, adolescentes, prevención.

INDICE

Contenido   **Pág**

Introducción -- 1

Objetivos -- 9

Marco Teórico -- 10

Diseño Metodológico -- 21

Resultados y Discusión -- 30

Conclusiones -- 47

Recomendaciones --- 48

Referencias bibliográficas

Anexos

INTRODUCCIÓN

El mundo actual se enfrenta a un problema de salud pública de enorme relevancia epidemiológica relacionado con el comportamiento sexual de la población. Se trata de las infecciones de transmisión sexual (ITS), incluida la infección por el Virus de Inmunodeficiencia Humana (VIH) [1].

Este grupo de enfermedades de origen infeccioso, que se transmiten fundamentalmente mediante las relaciones sexuales de persona a persona, tienen una tendencia creciente a expensas de la cada vez más prematura edad de inicio de las relaciones sexuales, así como a otros factores relacionados con conducta de riesgo. Las ITS continúan siendo una epidemia a nivel mundial [1].

Al cabo de los siglos y desde hace unas tres décadas las enfermedades de transmisión sexual han perdido su eufemístico nombre de "venéreas" (de Venus, diosa de la belleza en la mitología romana) y hoy, nos referimos a ella como lo que son: procesos infecciosos que se transmiten fundamentalmente, a través de las relaciones sexuales, es decir; por vía genital o coital, tanto en relaciones heterosexuales como homosexuales [2].

Uno de los grupos más vulnerables para contraer las ITS lo constituyen los adolescentes, decir adolescentes es hablar de cambios rápidos y de bruscas transiciones [3]. La Organización Mundial de la Salud (OMS) define como adolescencia el periodo de la vida en el cual, el individuo adquiere la capacidad reproductiva, transita los patrones psicológicos de la niñez a la adultez y consolida la independencia socioeconómica, en un rango entre los 10 y 19 años de edad. Dicho periodo se incluye en la etapa de la juventud entre los 10 y 24 años [4].

En la actualidad se identifican como conducta de riesgo para contraer estas infecciones, a la homosexualidad masculina, el consumo de alcohol y otras drogas, además de conductas sociales inadecuadas como la prostitución. La transmisión de todas estas infecciones se produce en la mayoría de los casos por contacto íntimo, con una persona infectada, porque los organismos que las producen mueren con rapidez si se les separa del cuerpo humano [4-5].

En la mayor parte del mundo, las ITS conforman el grupo más frecuente de enfermedades infecciosas de declaración obligatoria, especialmente en personas de 15 a 50 años de edad [6].

Debido a la elevada incidencia de infecciones agudas, complicaciones y secuelas, su control es importante por el impacto socio-económico que genera su disminución y por contribuir a disminuir la transmisión del VIH, infección que ocupa en las naciones desarrolladas, el segundo lugar dentro de la morbilidad por infecciones transmisibles [6,7].

La OMS manifiesta una gran preocupación por el marcado aumento que se observa en el número de ITS. La falta de control de los impulsos, ambivalencia emocional, los cambios emotivos y de la conducta, además, su maduración sexual cada vez más temprana lleva al individuo a la búsqueda de relaciones sexuales riesgosas. Siendo víctimas comunes de las ITS, lo cual, se agrava por la falta de conocimientos reales acerca de la misma [8].

Él análisis de las ITS desde la perspectiva de género y edad resulta de gran importancia. El comienzo de las relaciones sexuales es cada vez más precoz en todos los países del mundo. En España la edad media de inicio sexual muestra un descenso para ambos sexos [9]. En EE. UU el 43 % de los adolescentes tienen actividad sexual [10]. En Cuba, hay estudios que registran una edad promedio de 15 años en las féminas y alrededor de 13 años en los varones [11].

La OMS también estima, que cada día más de un millón de personas contraen una infección de transmisión sexual; la mayoría de los casos son asintomáticos. Anualmente, unos 374 millones de personas contraen alguna de estas cuatro ITS: clamidiosis (129 millones), blenorragia (82 millones), sífilis (7,1 millones) y tricomoniasis (156 millones) [12].

En el 2016 más de 500 millones de personas de 15 a 49 años son portadoras del virus del herpes simple (VHS) que provoca la infección genital y alrededor de 300 millones de mujeres infectadas por el virus del papiloma humano (VPH), siendo éste la principal causa de cáncer de cuello uterino [12].

Las ITS tienen efectos directos en la salud sexual y reproductiva a través de la estigmatización, la infertilidad, el cáncer y las complicaciones del embarazo, además pueden aumentar el riesgo de contraer el VIH [12].

Algunas ITS, como la blenorragia y la clamidiosis, son causas importantes de enfermedad inflamatoria pélvica e infertilidad femenina. La farmacorresistencia, sobre todo en el caso de la blenorragia, plantea un obstáculo importante para reducir la carga de las ITS en el mundo [12].

La transmisión de una ITS de la madre al niño puede causar muerte prenatal o neonatal, prematuridad e insuficiencia ponderal del recién nacido, septicemia, neumonía, conjuntivitis neonatal y anomalías congénitas [12].

En los Estados Unidos, el último reporte del Centro para el Control y Prevención de Enfermedades (CDC) para el 2020, muestra que los casos de ITS notificados disminuyeron durante los primeros meses de la pandemia de Covid-19, pero la mayoría de las ITS que se notifican volvieron a aumentar hacia el final del año. Los casos de gonorrea, sífilis y sífilis congénita notificados superaron los niveles del 2019, mientras que los casos de clamidia disminuyeron [13].

El Informe de vigilancia de las ITS del 2020 publicado recientemente encontró que al final del 2020: los casos de gonorrea y sífilis primaria y secundaria notificados habían aumentado un 10 % y un 7 % respectivamente, en comparación con el 2019 [13].

La disminución en la cifra de casos de ITS, probablemente se debe a una menor realización de pruebas de detección y diagnósticos insuficientes durante la pandemia, en lugar de una reducción en las infecciones. Esto también contribuyó a una disminución general en las cifras de casos de ITS notificados en el 2020 (de 2.5 millones de casos notificados en el 2019 a 2.4 millones en el 2020) [13].

En América Latina y el Caribe se logran avances en varios aspectos de la salud sexual y reproductiva, pero persisten necesidades urgentes ya que cada año mueren 15 mil mujeres en plena edad reproductiva, situación que podría evitarse si se aplican los protocolos de prevención [14].

Países como Haití, Honduras y Nicaragua, contrastan con los logros alcanzados por Argentina, Brasil y Chile [14], siendo entre las ITS el VIH el de mayor prevalencia; el año 2016, con aproximadamente 36,7 millones de personas infectadas por el virus, fue el de mayor prevalencia en comparación con el año 2013 con 1,5 millones. Esto indica que va aumentando progresivamente con el pasar de los años a pesar de las medidas implementadas para contrarrestarla [15].

En Brasil, las ITS que forman parte del listado nacional de Enfermedades de Declaración Obligatoria (EDO), son apenas las personas con síndrome de inmunodeficiencia adquirida (sida), las gestantes VIH 1 positivas, los niños expuestos al VIH y los niños con sífilis congénita, por lo que la incidencia del resto de las ITS es virtualmente ignorada [16].

Se demuestra en estudios realizados en Venezuela que las ITS son comunes en heterosexuales, que usaban condón irregularmente, por lo que los esfuerzos de prevención tienen que intensificarse en hombres y mujeres que tengan contacto sexual comercial; así como en jóvenes e individuos con historias de dichas enfermedades [17].

En Cuba se notifican al año entre 40 y 50 mil casos de infecciones de transmisión sexual con tendencia al incremento. Siendo una de las más significativas la infección por el virus de inmunodeficiencia humana, es una infección compleja, de proceso multifactorial, que puede ser mejor entendida dentro de un modelo biopsicosocial [18].

El Ministerio de Salud Pública (MINSAP) cuenta con los recursos del estado para garantizar el acceso a los diferentes servicios que se relacionan con la salud sexual y reproductiva, tanto hospitalarios como del nivel primario de atención a la salud. La voluntad política del MINSAP en el abordaje de estos temas se manifiesta en la implementación de programas nacionales, tales como el de atención integral a la salud de adolescentes y el de control y prevención de las ITS y el VIH/sida [19].

Al cierre de 2020, según datos recogidos por el Anuario Estadístico de Salud en Cuba, se registraron 4520 casos con sífilis, 247 casos más que el año anterior, para una tasa de incidencia de 40.4 por cada 100 000 habitantes. La blenorragia tuvo una tasa de incidencia de 24,7 por cada 100 000 habitantes, reportándose 195 más que el año anterior con 2770 casos y el sida 185 nuevos casos de infección por VIH, con una tasa de incidencia de 16.5 por cada 100 000 habitantes, tres de ellos en adolescentes de 15 a 19 años de edad [20].

A pesar de los notables adelantos en los conocimientos médicos, el desarrollo de la Atención Primaria de Salud y los innumerables programas educativos desarrollados en Cuba, existe un incremento de las ITS principalmente en los jóvenes y dentro de ellos, los adolescentes, el país cuenta con 1 368 606 entre 10 y 19 años [20]. Además, en estas edades se forman nuevos patrones de conducta que pueden perdurar toda la vida, lo que justifica la necesidad de aumentar el nivel de educación sexual a nuestra población como soporte al establecimiento de una conducta sexual responsable en el individuo [21].

Actualmente, se han roto tabúes, prohibiciones y se ha hecho inevitable el crecimiento conjunto de jóvenes de ambos sexos. Esto propicia que durante la adolescencia, cuando los impulsos eróticos se intensifican, exista una serie de posibilidades para satisfacerlos sin haber alcanzado aún la madurez emocional ni la educación necesaria para enfrentar con responsabilidad las demandas de esta etapa de la vida [22,23].

En Cuba, se han logrado resultados en materia de prevención de las ITS en estas edades y existe una estrategia nacional al respecto. Desde los primeros años de vida, a través de diferentes programas institucionales y de comunidad, se inicia la educación en la sexualidad; la educación sexual debe estar orientada a la formación de habilidades para la vida que se traducen en conductas que las personas desarrollan en situaciones de interacción social y se adquieren principalmente a través del aprendizaje [24].

En el campo de la salud, la prevención se fundamenta en una concepción científica de trabajo, no es sólo un modo de hacer, es un modo de pensar. Un sistema de salud es más eficaz en la medida que prevenga más que cure. Una sociedad con avances cualitativos y cuantitativos en lo que a indicadores de salud se refiere, garantiza el bienestar de sus miembros y un mayor desarrollo socioeconómico [25].

Prevenir es más eficaz económicamente, curar implica la inversión de una mayor cantidad de recursos económicos, de mayores gastos; la identificación de aquellos factores que permitan promover la salud y la puesta en marcha de diferentes intervenciones, de cara a mantener saludables a las personas es lo mas importante en relación al nivel de salud de las personas como máximo indicador de eficiencia de un sistema de salud cualquiera [26].

La Organización Panamericana de la Salud (OPS) ha definido la promoción de salud como el resultado de todas las acciones emprendidas por los diferentes sectores sociales para el desarrollo de mejores condiciones de salud personal y colectiva para toda la población en el contexto de su vida cotidiana [27].

 La educación y la información constituyen la base del conocimiento y las destrezas que habilitan a las personas, las familias y las comunidades para realizar elecciones positivas en materia de salud. El apoyo activo de los grupos comunitarios es esencial para llegar con éxito a los estratos populares [27].

La introducción de la enseñanza sobre las ITS y el VIH/sida en las escuelas, genera cuestiones potencialmente polémicas, aunque se reconoce en general las ventajas personales, comunitarias y mundiales de una educación eficaz en este terreno [28].

El propósito de los programas de educación en estas infecciones es proveer a estudiantes del conocimiento y la destreza que le permita comportarse de forma responsable y por consiguiente proteger su propia salud. Sin embargo resulta insuficiente el tratamiento sobre las ITS y el VIH/sida en las secundarias básicas [28,29].

La situación actual constituye un reto para las instituciones y la sociedad cubana, se requiere un cambio en los comportamientos y prácticas de población en riesgo para reducir la vulnerabilidad del país a la epidemia de ITS y VIH/sida [30].

Es necesario mejorar los sistemas nacionales de vigilancia epidemiológica y la realización de estudios de prevalencia que permitan disponer de estimados más reales del alcance de esta epidemia en el país [30].

En la provincia Granma en el 2020 con relación al año 2015 se crece en 157 casos de blenorragia, 37 más que el año anterior; no así la sífilis y el sida, aunque la percepción de riesgo sigue siendo muy baja. Desde el primer caso descubierto en 1986 en el país hasta la actualidad en la provincia se han diagnosticado más de 1000 personas con el VIH para una tasa de 126,50 X 100 000 habitantes [30]. Los municipios de Bayamo, Manzanillo y Jiguaní son los más afectados, aunque se reportan casos en toda la provincia.

Se conoce que en los últimos años el municipio de Manzanillo muestra una tendencia al incremento en el número de casos de ITS, sobre todo de blenorragia con 9 casos 6 más que el año anterior y el sida incidió con 12 casos que representa una tasa de 9.5 por cada 100 000 habitantes, desde el último reporte del 2017 [31], siendo una de las áreas de salud más afectada la Policlínica "René Vallejo Ortiz" y dentro de ella, la que corresponde al Consejo Popular 1 Ciudad Pesquera.

Desde el escenario del Consultorio Médico de la Familia, se vislumbran nuevos retos asistenciales e investigativos para la medicina comunitaria desde el paradigma de la salud pública cubana, dado el papel que desempeña el personal médico dentro del equipo básico de salud, al ser cada día mayor la necesidad de potenciar los conocimientos sobre las ITS y su prevención en los adolescentes de la enseñanza secundaria, de forma tal, que aumenten su percepción de riesgo y se transformen en promotores activos de una sexualidad responsable en su comunidad.

Justificación de la investigación

El sistema nacional de salud en Cuba ha realizado numerosas acciones en pos de la promoción acerca de las ITS. En las enseñanza media se vinculan estas actividades, en asignaturas como Biología y Educación Cívica, enfocadas a los problemas de salud afines a cada grado, pero no se potencia homogéneamente el papel que deben jugar los adolescentes, para actuar con responsabilidad, considerando que es ahí donde comienza su vida sexual, en especial en el campo de las ITS y el VIH/sida, lo que justifica la necesidad de conformar y aplicar un programa de intervención educativa que capacite y eleve el nivel de conocimientos de los adolescentes.

Es una problemática vigente, que ha sido debatido a nivel nacional pero poco estudiado a nivel local, específicamente en el CP 1 de la Pesquera, motivo por el cual la población a estudiar no registra trabajos previos realizados en la actualidad.

El **aporte fundamental** y la **significación práctica** de la investigación radicaron, en el diseño y aplicación de un programa educativo dirigido a los adolescentes de la enseñanza secundaria, lográndose modificar patrones de conductas y actitudes en los mismos, al elevar el nivel de conocimientos acerca de las ITS y el VIH/sida.

La **relevancia social** radica en que, con la implementación del programa educativo, los adolescentes pueden adquirir una conducta sexual responsable y posponer el primer acto sexual.Del mismo modo favorece la disminución de complicaciones y otras temibles consecuencias de las ITS, para otras etapas de la vida y a la economía del país, pues incluso algunas pueden resultar mortales como el sida.

Por lo tanto, se identifica como **problema científico** de esta investigación: insuficiente conocimiento acerca de las ITS y el VIH/sida en adolescentes de la escuela secundaria básica Manuel Ascunce Domenech de Manzanillo.

Hipótesis: si se aplica un programa educativo referente a las ITS y el VIH/sida se elevará el nivel de conocimientos en adolescentes de la secundaria básica Manuel Ascunce Domenech de Manzanillo al respecto.

OBJETIVOS

General:

Evaluar el resultado de la aplicación de un programa de intervención educativa acerca de las ITS y el VIH/sida en adolescentes de la escuela secundaria básica Manuel Ascunce Domenech, en el municipio Manzanillo.

Específicos:

1.   Caracterizar a los adolescentes según edad, sexo, grado escolar y prácticas de relaciones sexuales y criterios de protección de las ITS.

2.   Identificar las fuentes de información sobre ITS y el VIH/sida a la que acuden los adolescentes.

3. Aplicar un programa educativo acerca de las ITS y el VIH/sida en adolescentes.

4.   Determinar el nivel de conocimientos de los adolescentes acerca de las ITS y el VIH/sida, antes y después de aplicado el programa educativo.

MARCO TEÓRICO

Desde el año 2000 las infecciones de transmisión sexual han tenido un aumento de incidencia y prevalencia muy importante debidos a varios hechos entre los que destacan la relajación en el uso sistemático del preservativo [32].

Estas infecciones de transmisión sexual se presentan con mayor frecuencia en aquellas personas que mantienen conductas y actitudes sexuales riesgosas, dentro de las cuales destacamos tener más de una pareja sexual, practicar coito de forma no segura y no usar preservativo [33].

El recrudecimiento de estas infecciones en el mundo, en las últimas décadas, viene siendo objeto de preocupación por parte de los ministerios de salud de los países, organismos y organizaciones internacionales responsables por su control, tanto en los países en desarrollo como en los desarrollados [34].

Uno de los motivos más importantes es que la infección por virus de inmunodeficiencia humana se ha convertido en una infección crónica por la aparición y uso de los antirretrovirales de alta eficacia [35].

A pesar de las campañas de prevención y de uso del preservativo, los jóvenes no han vivido la amenaza del virus de la inmunodeficiencia humana, entendido hace años como una noticia fatal y esto ha llevado a no usar el preservativo de forma sistemática y al aumento de las ITS. Además, se ha visto que cada vez más se inician antes las relaciones sexuales en la población adolescente [35].

Las infecciones de transmisión sexual - VIH/sida son un grupo de afecciones que se trasmiten y propagan principalmente por contacto sexual, motivo por el cual en la actualidad han cobrado auge por el desconocimiento que poseen los adolescentes sobre las mismas y por la pronta iniciación de las relaciones sexuales a esta edad [36].

Adolescencia

La adolescencia se considera como una de las etapas más difíciles de la vida, etapa que marca el proceso de transformación del niño en adulto, es un periodo de transición que tiene características físicas y psicológicas peculiares. Es una época de crecimiento que se caracteriza por la confusión, temor y sentimientos de incomprensión, pero también porque marca el inicio de la vida sexual [37, 38].

Para la OMS la pubertad, pre adolescencia o adolescencia inicial que es la primera fase, es desde los 10 años hasta los 13 años, la segunda fase es desde los 14 años hasta los 16 años y la adolescencia tardía tiene lugar entre los 17 y 19 años [39].

No obstante en muchas ocasión el despertar sexual se ve alterado por el deseo de ser aceptado por los demás y por las presiones de iniciar esta etapa, lo que sumado a la falta de una información adecuada, origina problemas como conductas sexuales obsesivas y promiscuidad, en fin, es una etapa de descubrimiento de la propia identidad psicológica y sexual, así como la de autonomía individual [39].

Falke también la define como un periodo de desarrollo biológico, psicológico, sexual y social inmediatamente posterior a la niñez y que comienza con la pubertad, generalmente se enmarca su inicio entre los 12 y 13 años, y su finalización a los 18 años de edad [40].

Cambios psico-sexuales en los adolescentes
- Aparece un interés por el atractivo físico del otro.
- También un interés por cuidar y resaltar el propio atractivo.
- Se afianza la tendencia a la relación y al vínculo con determinadas personas.
- Toma cuerpo con la función psicológica del impulso sexual.
- El mundo emocional busca expresarse a través de los sentidos.
- Aparecen conductas tendentes a obtener placer (en relación con el otro o a través de la auto estimulación [41].

El adolescente puede hacer uso de su autonomía y comenzar a elegir a sus amigos y a las personas que va a querer. Al llegar a la adolescencia, puede hacer uso de cierta capacidad de elección para poner en marcha uno de los mecanismos más significativos de esta etapa, llevando implícita la capacidad para discriminar sus afectos: querer de diferente manera a cada persona que le rodea y personalizar sus afectos [42].

Los adolescentes constituyen una población prioritaria para la salud sexual y reproductiva a nivel global, sus propias características ya sean sexuales, biológicas o psicosociales los colocan en cierta situación de vulnerabilidad [43], siendo un sector muy importante de la población activa de un país, es por ello que la inversión que hoy se realice en su salud y desarrollo; generará mayor productividad para la economía nacional; ellos son quienes corren mayores riesgos, son más vulnerables y están en mejores condiciones de generar cambios.

Se ha podido observar en diversos estudios en adolescentes que los conocimientos con respecto a temas de sexualidad son incompletos, insuficientes y en su mayoría errados. Siendo estas carencias las que los hacen vulnerables a adoptar conductas sexuales de riesgo. Por lo cual existe la preponderante necesidad de brindar servicios de orientación y consejería a través de diversos medios, como lo son los servicios de salud [44].

Diferentes estudios indican que actualmente las jóvenes tienen su primera experiencia sexual a los 13 o 14 años. La práctica sexual y las relaciones sexuales de riesgo repetitivas sin protección, son síntomas de problemas emocionales. Reflejan un estilo de vida al límite, los adolescentes que asumen estos riesgos, tienden a asumirlos en otras facetas de la vida. También existen problemas conductuales [45].

El inicio de las relaciones sexuales a edad más temprana, la promiscuidad y el uso irregular de métodos de barrera, son causa de alta tasa de prevalencia de muchas ITS en la adolescencia y en juventud. Además influye la prevalencia de ITS en la población, el tipo de práctica sexual, el uso de drogas o alcohol y el tiempo transcurrido desde la primera relación sexual [46].

Estos comportamientos de riesgo en la adolescencia pueden relacionarse con enfermedades en el adulto que podían haberse prevenido. Los adolescentes son más susceptibles a la infección por la inmadurez del tracto genital [47].

Un adolescente puede tener una ITS de forma asintomática, o tener dolor abdominal, flujo vaginal, secreción u ardor uretral (en varones), úlceras, lesiones y verrugas [48].

Infecciones de Transmisión Sexual

Las Infecciones de Transmisión Sexual como su nombre indica, tienen un mecanismo de transmisión de manera predominante, a través de las relaciones sexuales desprotegidas (anales, vaginales u orales) y de otras vías de transmisión [49], como por ejemplo el uso de jeringuillas contaminadas o por contacto con la sangre como la sanguínea de madre a hijo [50].

Se sabe que hay más de 30 bacterias, virus y parásitos diferentes que se transmiten por contacto sexual, ocho se han vinculado a la máxima incidencia de infecciones, cuatro son actualmente curables, sin dejar consecuencias a largo plazo: sífilis, gonorrea, clamidiasis y tricomoniasis. Sin embargo, si no son tratadas a tiempo o no se sigue el tratamiento adecuadamente, pueden complicarse produciendo efectos tales como infertilidad u otras complicaciones médicas, la hepatitis B, el herpes genital, y los virus (VIH y VPH), son infecciones incurables [51].

Los adolescentes piensan que son muy jóvenes o muy inexpertos sexualmente para adquirir las infecciones de transmisión sexual. También pueden considerar que no corren peligros, porque piensan de manera errónea en que las ITS solo pueden ocurrir en personas promiscuas o que tienen malos comportamientos. Hay menor posibilidad de que pidan información o tratamiento adecuado debido al miedo, desconocimiento, vergüenza o inexperiencia [52].

El peligro de contagiarse con trichomonas, herpes genital, papiloma viral humano, es superior cuando por primera vez se arriesgan a las infecciones de transmisión sexual. Las adolescentes son más propensas a las infecciones que las mujeres mayores debido a la inmadurez del cuello uterino. La práctica sexual prematura puede ocasionar heridas en el epitelio vaginal, por lo que las mismas están más indefensas a estas infecciones [53].

Factores de riesgos

Es por ello que, hay situaciones que aumentan el riesgo de contagiarse con una ITS [42],como por ejemplo:

- **Comportamientos peligrosos** (los adolescentes pueden ser influenciados por sus amigos, compañeros, comunidad y medios, como radio y televisión e internet).

- **Alcohol y uso de drogas** (estas sustancias pueden alterar el juicio y aumentar el riesgo de tener sexo no seguro).

-   **Actividad en edad temprana**

-   **Ser mujer adolescente** (aún no tienen el cérvix maduro, puede sufrir de pequeñas heridas durante el sexo y facilitar la entrada de gérmenes).

-   **Múltiples parejas**

-   **Pareja mayor**

- **Lesiones de piel** (esto incluye tatuajes o perforaciones para aretes).

- **Sexo desprotegido**.

 Vías de Transmisión

Hay dos maneras principales de transmisión sexual de las ITS. Algunas como la infección por el VIH, la gonorrea, la clamidia y la tricomoniasis se transmiten cuando las secreciones infectadas de la vagina o la uretra entran en contacto con las mucosas (como la uretra masculina, la vagina o el cuello uterino). En cambio, las infecciones que producen úlceras genitales (como herpes genital, sífilis y chancro) y la infección por el virus del papiloma humano se transmiten fundamentalmente mediante el contacto con la piel infectada o las superficies mucosas [40, 42, 53].

Adicionalmente algunas infecciones pueden transmitirse no solo por contacto íntimo sino también por:

•**Vía sanguínea:** mediante el contacto con sangre de una persona infectada, ya sea por heridas abiertas, cortaduras, inyecciones, agujas, instrumentos quirúrgicos, instrumentos con los que se realizan tatuajes y piercing.

•**Vía materna:** durante el embarazo (porque algunos causantes de estas enfermedades pueden atravesar la placenta), durante el parto (por contacto con la sangre o con la mucosa del canal del parto) y durante la lactancia por la ingesta de leche materna [40, 42, 53].

Síntomas y signos

Estas infecciones pueden producir una serie de síntomas clínicos que se engloban dentro de los siguientes síndromes:

Vulvovaginitis: se trata de una inflamación de los genitales externos y de la vagina en la mujer. Generalmente son de causa infecciosa (Trichomonas, Cándida y Gardnerella). Se puede manifestar por picor, aumento del flujo o cambio en las características del flujo, escozor o dolor espontáneo o durante la penetración vaginal [51].

Uretritis: se caracterizan por la aparición de secreción por la uretra (conducto por donde sale la orina) junto con escozor al orinar. La causa más frecuente es infecciosa. Existen dos tipos de uretritis según si su origen está producido por el gonococo no: uretritis gonocócica y no gonocócica [51].

Cervicitis: inflamación del cuello del útero en la mujer. Puede ser de causa infecciosa o mecánica por el uso de un dispositivo intrauterino. Se puede manifestar por alteración del flujo, dolor o sangrado con la penetración vaginal, alteración de la regla, escozor al orinar. De entre los microorganismos que pueden producirla se destacan el gonococo y *Chlamydia trachomatis*[51].

Balanitis: inflamación del glande. Puede estar producido por hongos [51].

Tipos de Infecciones

Las más frecuentes en los adolescentes son:

Clamidiasis: es la infección por la bacteria *Chlamydia trachomatis* es la infección de transmisión sexual bacteriana más frecuente en todo el mundo. Generalmente esta enfermedad no presenta síntomas, se trata y se cura fácilmente. En las mujeres, se puede contraer en el cuello uterino (la abertura del útero o matriz), el recto o la garganta. En los hombres, se puede contraer clamidia en la uretra (adentro del pene), el recto o la garganta [54].

Gonorrea o blenorragia: causada por labacteria *Neisseriagonorrhoeae*, es muy común en todo el orbe y se afectan ambos sexos, en particular adolescentes y adultos jóvenes. El mayor problema epidemiológico, sobre todo en países del tercer mundo, lo representa el bajo número de casos diagnosticados en la mujer, si se tiene en cuenta que se presenta en forma asintomática en un número elevado de casos entre el 25 y el 95 %, lo que hace que esta sea el reservorio más importante de las infecciones gonocócicas. La gonorrea se cura con el tratamiento adecuado, de no tratarse puede causar graves problemas de salud y existe mayor riesgo de contraer el VIH [53,54].

Sífilis: es ocasionada por la bacteria *Treponema pallidum*, microorganismo que necesita un ambiente tibio y húmedo para sobrevivir, por ejemplo, en las membranas mucosas de los genitales, la boca y el ano. Esta enfermedad tiene varias etapas: la primaria, secundaria, la latente y la terciaria (tardía). La sífilis es curable, si no es tratada permanece en el cuerpo pudiendo afectar el corazón, cerebro, ojos y otros órganos. Puede ser que estos efectos no se noten por muchos años y hasta pueden causar la muerte, además constituye un riesgo mayor de contraer el VIH [53,54].

Papiloma humano: es la infección viral causada por el VPH más frecuente del aparato reproductor y es causa de diversos trastornos, tanto hombres como en mujeres. Aunque la mayor parte de las infecciones por el VPH no causan síntomas y desaparecen espontáneamente, la infección persistente por el VPH puede dar lugar a lesiones precancerosas y verrugas genitales que si no se tratan, pueden progresar a un cáncer cervicouterino, además de existir mayor riesgo de contraer el VIH [53,54,55].

Herpes Virus: existen dos tipos de virus herpes simple: tipo 1 y tipo 2. Ambos virus difieren en su modo de transmisión. Estos virus son capaces de causar un amplio espectro de enfermedades en personas inmunocompetentes, que incluyen enfermedad primaria aguda y enfermedad mucocutánea recurrente en diferentes sitios como la orofaringe, los ojos, la piel, el tracto genital y el sistema nervioso central [53,54].

La mayoría de las personas que tienen herpes genital no lo saben, debido a que a menudo no muestran síntomas, por lo que se puede contagiar a otras personas sin saberlo. Los síntomas más comunes son ampollas y llagas dolorosas. No existe una cura para la infección por herpes y aumenta el riesgo de contraer el VIH [53,54].

Tricomoniasis: es una infección caracterizada por la infección del aparato urogenital del hombre producida la especie *Trichomonasvaginalis.* En las mujeres es habitual encontrarla en la vagina, donde con frecuencia origina sensación de quemazón, prurito y exudado irritativo; en los hombres puede afectar a la próstata y en ambos sexos irritar la uretra y la vejiga [54].

Tanto hombres como mujeres pueden contraer tricomoniasis. Aunque muchas personas cursan sin síntomas, las mujeres tienen más probabilidades que los hombres de presentar algunos de estos, por lo que puede contagiar a otras personas sin saberlo. Es fácil de tratar y de curar [54].

Candidiasis vaginal: es causada por un tipo de hongo (normalmente *Cándida albicans*), germen oportunista que tiene predilección por pacientes inmunocomprometidos. Los síntomas más frecuentes incluyen picor importante y secreción vaginal de color blanco y espesa (parecida al requesón). Es frecuente que aparezca justo antes de la regla. Otros síntomas incluyen: dolor vaginal, quemazón en genitales externos y dolor al orinar. En el hombre puede dar una inflamación del glande con zonas blanquecinas, picor y escozor en dicha zona. El período de incubación es de 2 a 5 días [51,54].

Vaginosis bacteriana: es un síndrome producido por la sustitución de la flora vaginal normal, lo cual produce un aumento del pH vaginal y flujo maloliente y grisáceo. Se origina por un cambio en el balance de los diferentes tipos de bacteria en la vagina. Es la causa más frecuente de emisión de flujo vaginal o mal olor. Más de la mitad de las mujeres no presentan síntomas. La enfermedad se puede propagar entre mujeres que tienen relaciones sexuales con otras mujeres y se puede tratar y curar [54].

VIH/sida

El VIH es un virus que ataca el sistema inmunitario del cuerpo, si no se trata, puede causar el síndrome de inmunodeficiencia adquirida. No hay en la actualidad una cura eficaz. Una vez que se contrae el VIH, se lo tiene de por vida. En 2016, un millón de personas fallecieron en el mundo por causas relacionadas con este virus [53, 54,56, 57].

Los hombres homosexuales y bisexuales son la población más afectada por el VIH. Algunos adolescentes y adultos pueden desarrollar una enfermedad con un aumento en la segregación de espermatozoides, además de otra parecida a la gripe en el plazo de un mes o dos después de la exposición al VIH, aunque muchas personas no desarrollan ningún síntoma al infectarse. Además, los síntomas usualmente desaparecen en el plazo de una semana a un mes, y se confunden a menudo con los síntomas de otra infección viral [57].

Fases del VIH

Cuando las personas que tienen el VIH no reciben tratamiento, la infección generalmente pasa por tres fases de progresión [54, 57].

Fase 1: infección aguda por el VIH. Las personas tienen una gran cantidad de VIH en la sangre. Son muy contagiosas [57].

Fase 2: infección crónica por el VIH. También se llama fase de infección asintomática o de latencia clínica. Durante esta fase, el virus sigue estando activo, pero se reproduce a niveles muy bajos. Durante la fase de infección crónica se puede transmitir el virus [57].

Fase 3: el síndrome de inmunodeficiencia adquirida es la fase más grave de la infección por el VIH. Las personas con sida tienen el sistema inmunitario tan dañado que comienzan a tener una cantidad cada vez mayor de enfermedades graves, las cuales se llaman infecciones oportunistas [54, 57].

Síntomas

Los síntomas del sida en los adolescentes pueden ser los mismos que en los niños y también pueden parecerse más a los síntomas que se presentan a menudo en los adultos con el síndrome [57]. Además, los síntomas usualmente desaparecen en el plazo de una semana a un mes, y se confunden a menudo con los síntomas de otra infección viral.

En otras personas produce síntomas similares a los de la influenza dentro de 2 a 4 semanas después de la infección. Estos síntomas pueden durar algunos días o varias semanas. Los síntomas posibles incluyen: fiebre, escalofríos, sarpullido, sudores nocturnos, dolores musculares, dolor de garganta, fatiga, inflamación de los ganglios linfáticos y úlceras en la boca [57].

Prevención de las ITS

La prevención y tratamiento contra las ITS, es de gran importancia, puesto que éstos causan grandes problemas a la salud y es el causante de la obtención del VIH, quien a su vez causa el sida. Las ITS producen úlceras o heridas, por lo que crece en un 18% las probabilidades de adquirir el virus del VIH durante las relaciones sexuales sin protección. Ya sea para hombres como mujeres; éstas traen grandes consecuencias dejando secuelas [58].

La participación de asesores, entre ellos, los profesionales de salud con respecto a la orientación de conductas que conllevan a la prevención primaria contra las ITS (incluido el VIH) es de importancia significativa para los adolescentes [8, 58].

Estas actividades implican la educación sexual integral, asesoramiento antes y después de las pruebas de ITS y VIH, asesoramiento sobre prácticas sexuales más seguras y reducción de riesgos, promoción del uso de preservativos; intervenciones dirigidas a grupos de poblaciones claves y vulnerables, incluidos adolescentes, trabajadores sexuales; hombres homosexuales y consumidores de drogas inyectables, asesoramiento y educación sexual adaptados a las necesidades de los adolescentes, además; el recibir información puede aumentar el conocimiento de las personas para identificar los síntomas de las ITS [8,58].

La manera más efectiva de prevenir las infecciones de transmisión sexual es evitar el contacto de las partes del cuerpo o de los líquidos que pueden provocar que se transmita un microorganismo. El llamado sexo seguro debe llamarse más bien sexo protegido o sexo con protección [58].

Cuando se usan correcta y sistemáticamente, los preservativos son uno de los métodos de protección más eficaces contra las ITS, incluida la infección por el

VIH. Los preservativos también protegen contra el embarazo no deseado en relaciones sexuales consentidas [58].

Aunque son muy eficaces, los preservativos no ofrecen protección frente a las ITS que causan úlceras extragenitales (es decir, sífilis o herpes genital). Cuando sea posible, debe utilizarse un preservativo en toda actividad sexual vaginal y anal [24,59].

Los preservativos o condones solamente proporcionan protección cuando se utilizan correctamente como barrera desde/hacia el área que cubren. Las áreas descubiertas todavía son susceptibles a muchas ITS [25,59].

DISEÑO METODOLÓGICO

Tipo de estudio.

Se realizó un estudio de intervención atraves de un programa educativocon el objetivo de elevar el nivel de conocimientos referente a las Infecciones de Transmisión Sexual y el VIH/sida en adolescentes.

Período y lugar donde se desarrolla la investigación.

Escuela Secundaria Básica Urbana "Manuel AscunceDomenech", perteneciente al municipio de Manzanillo, provincia Granma, durante el período comprendido desde septiembre 2020 hasta febrero del 2021.

Con el apoyo en técnicas participativas, actividades recreativas y educativas programadas para cada sesión se tuvo como propósito elevar los conocimientos sobre estas infecciones.

Universo y Muestra.

El **universo** estuvo conformado por 380 estudiantes de la secundaria básica Manuel Ascunce Domenech del Consejo Popular N$^{ro.}$ 1, del municipio Manzanillo, provincia Granma Cuba, matriculados en el curso escolar 2020-2021 y la **muestra** estuvo constituida por 125 adolescentes de 8vo y 9no grado, matriculados en dicho centro que cumplieron con los criterios de inclusión, por lo que se utilizó el muestreo intencional.

Criterios de Inclusión

1. Adolescentes de 8vo y 9no grado de la secundaria básica Manuel Ascunce Domenech, del curso 2020 – 2021, de ambos sexos, que voluntariamente desearan participar en el estudio.

2. Adolescentes que cuentan con el consentimiento informado de los padres.

Criterios de Exclusión

1. Adolescentes que no cuenten con el consentimiento informado de los padres.

2. Adolescentes que no deseen participar voluntariamente en el estudio.

Criterios de salida

1. Abandono de las actividades durante la investigación.

2. Adolescentes que durante la investigación hayan constituido traslado definitivo hacia otra institución.

Operacionalización de las variables

VARIABLE	TIPO	OPERAZIONALIZACIÓN		INDICADOR
		ESCALA	DESCRIPCIÓN	
Grado escolar	Cualitativa Ordinal dicotómica	8vo 9no	Según grado de escolaridad cursado	Números y porcientos.
Edad	Cuantitativa contínua	13 años 14 años 15 años 16 años	Según la edad en años cumplidos en la etapa de secundaria básica.	Números y porcientos.
Sexo	Cualitativa nominal dicotómica.	Femenino Masculino	Según sexo biológico de pertenencia.	Números y porcientos.
Prácticas de relaciones sexuales	Cualitativa nominal dicotómica.	Sí No	Según las características relacionadas con las prácticas de relaciones sexuales.	Números y porcientos.
Fuentes de información sobre las ITS y el VIH/sida	Cualitativa nominal politómica	-Libros -Redes sociales -Escuela -Amigos -Profesionales de la salud -Familiares -Medios de difusión masiva	Según las fuentes de información a las que acuden los adolescentes para integrar conocimientos sobre las ITS y el VIH/sida.	Números y porcientos.
Criterios de protección de las ITS y el VIH/sida	Cualitativa nominal politómica	-No teniendo relaciones sexuales - Fidelidad mutua de ambos miembros de la pareja - Teniendo relaciones	Según los conocimientos de los adolescentes acerca de los criterios de protección de las ITS y el VIH/sida	Números y porcientos.

		sexuales sin penetración - Usando condón en todas las relaciones sexuales		
Nivel de conocimientos de los adolescentes sobre las ITS y el VIH/sida	Cualitativa Nominal dicotómica	Satisfactorio No satisfactorio	-Cuando hubieran respondido correctamente los 16 ítems o al menos 12 de ellos. (Representando el 70 % de las respuestas correctas). -Cuando las respuestas correctas fueran menos de 12. (Menos del 70%)	Números y porcientos.

Criterio de expertos

En la aplicación del método de criterio de expertos para la validación de la encuesta y el programa educativo se siguieron los siguientes pasos o etapas:

Elaboración del objetivo

Su formulación se realizó en función de validar el modelo teórico propuesto en la investigación, tanto en la calidad de la concepción teórica de su elaboración como la efectividad que se obtuvo con la aplicación en la práctica educativa.

Selección de los expertos: se le identificó al experto altamente calificado las siguientes cualidades: ética profesional, maestría, imparcialidad, intuición, amplitud de enfoques, independencia de juicios.

Para su selección se utilizaron los siguientes criterios: competencia, creatividad, disposición a participar en la encuesta, conformidad, capacidad de análisis, espíritu colectivista y autocrítica, efectividad de su actividad profesional.

Métodos científicos empleados

Del nivel teórico

- **Histórico-lógico.**

Mediante la valoración del desarrollo y comportamiento del objeto de estudio y su campo, dada su sucesión cronológica y se reprodujo de manera teórica algunos aspectos de la esencia de dicho movimiento.

- **Análisis y síntesis.**

Para la revisión bibliográfica, conocer el estado actual del problema permitió estudiar el fenómeno y conocer sus particularidades a la vez que conducirá a establecer características generales.

- **Inducción- deducción.**

Operó en el proceso de abstracción y ascensión del conocimiento logrando una explicación de la esencia y las relaciones del fenómeno estudiado y poder así establecer los vínculos existentes entre sus componentes.

- **Sistémico y estructural funcional**

En la adecuación del programa, mediante la determinación de sus componentes y las relaciones entre ellos conformaron una nueva concepción del manejo de los adolescentes, la prevención de las ITS y el VIH/sida evitaron complicaciones e influyeron en una mejor calidad de vida de los mismos.

Del nivel empírico

- **La observación.**

Se apreció el interés motivacional por la exposición, el comportamiento sistemático y evolutivo del nivel de conocimiento sobre las Infecciones de transmisión sexual y su influencia negativa en la calidad de vida de los adolescentes, mediante el estudio de la encuesta realizada a los mismos.

- **La medición.**

Se llevó a cabo mediante la expresión tangible de conceptos cualitativos y cuantitativos que posibilitarán la medida de las características presentes en el objeto de estudio.

Aspecto ético

Para esta investigación se establecieron coordinaciones con la Dirección de la escuela secundaria básica "Manuel Ascunce Domenech" y la guía base de la propia escuela, en el municipio Manzanillo provincia Granma. Además, se tuvieron en cuenta algunas consideraciones éticas relacionadas con las personas objeto de estudio (adolescentes), con los cuales se conversó acerca de los objetivos de la investigación, solicitándole su consentimiento y el de los padres para incluirlos en la misma **(Anexo 1)** e informándoles los resultados que arrojaron las evaluaciones que se aplicaron y se les notificó que estas serían estrictamente confidenciales.

Se tuvo en cuenta los principios éticos de la investigación médica en humanos, establecidos en la declaración de Helsinki enmendada por la 52 Asamblea General de Edimburgo Escocia, Octubre 2003.

El consentimiento informado para obtener la aprobación de participación en el estudio, se le brindó a cada padre, contando con la información pertinente en relación con la investigación, las técnicas y procedimientos a que se sometieron los adolescentes, las ventajas y desventajas de participar en el estudio así como la posibilidad de retirarse aunque este ya se haya iniciado.

La autonomía: se cumplió estrictamente con el derecho al respeto del adolescente que se sometió a la investigación, facilitándole toda la información necesaria.

Justicia: todos los adolescentes fueron tratados de una forma justa y se ofrecieron cuidados y procedimientos correctos y merecidos por cada uno sin distinción de razas, edad, situación económica o social.

La beneficencia: existió una confianza mutua entre la autora de la investigación, los adolescentes y los padres.

La no maleficencia: al capacitar a los adolescentes acerca de las ITS se previene el mal, evitando complicaciones e incluso la muerte en etapas futuras.

Equidad: acceso justo y equitativo de los adolescentes a la información brindada durante la puesta en práctica del programa educativo.

Técnicas y procedimientos

Obtención de la información

Es necesario aclarar, que aunque el programa educativo fue propuesto inicialmente para ser aplicado a adolescentes de 8vo y 9no grado en los cursos del 2020 al 2022, se acordó por el equipo de investigación, que la recogida de la información se realizara durante el semestre correspondiente a septiembre 2020 a febrero 2021, debido a la situación epidemiológica que atravesaba la provincia por la pandemia de la Covid 19, que conllevó al cierre de las escuelas secundarias.

Procedimientos

El estudio constará de cuatro etapas:

1. Diagnóstica
2. Elaboración
3. Intervención propiamente dicha
4. Evaluación

Primera Etapa

Diagnóstica

Encuesta: cuestionario de clasificación mixta, se confeccionó al efecto, incluye un total de 13 preguntas de diferentes formatos el cual contenía las variables con las que se trabajó en la investigación. Constó de dos sesiones. Ver **(Anexo 2).**

Sección I: se exploraron variables sociodemográficas como edad, grado escolar, sexo, prácticas de relaciones sexuales de los adolescentes, dándole salida al primer objetivo.

Sección II: se exploró los criterios de protección, fuentes de información y nivel de conocimiento sobre las ITS y el VIH/sida, para dar salida al segundo, tercero y quinto objetivo.

En esta etapa se realizó una encuesta inicial con previo consentimiento informado, por la autora de la investigación perteneciente al Consultorio Médico de la Familia Nro. 20, del Policlínico René Vallejo Ortiz; para evaluar los conocimientos que tenían los adolescentes sobre diferentes aspectos referentes a las ITS y el VIH/sida, los cuales fueron evaluados por diferentes preguntas.

El cuestionario se confeccionó en base a 13 preguntas donde se recogieron los datos y se evaluaron los conocimientos sobre: las infecciones de transmisión sexual más frecuentes, criterios de protección y fuentes de información a la que acuden los mismos. Ver **(Anexo 3)**

Proceso de evaluación de la encuesta

Después de la recogida de los resultados, se procedió a evaluar el nivel de conocimientos referentes a las ITS y el VIH/sida los adolescentes que participaron en la intervención. Para ello se tuvieron en cuenta dos categorías:

Satisfactorio: Cuando hubieran respondido correctamente los 13 Preguntas o al menos 9 de ellos. (Representando el 70 % de las respuestas correctas).

No satisfactorio: Cuando las respuestas correctas fueran menos de 9. (Menos del 70 %). Ver **(Anexo 4)**

Segunda Etapa
Elaboración
Se tuvo en cuenta las necesidades de aprendizaje de los alumnos según lo arrojado por la encuesta inicial y se diseñó un programa educativo, con el objetivo de incrementar el nivel de conocimientos referidos a las infecciones de transmisión sexual en los adolescentes incluyendo como datos a medir las necesidades de aprendizaje identificadas en la encuesta inicial.

Tercera Etapa
Intervención propiamente dicha. Ver (Anexo 5)

Organización y desarrollo de cada sesión:
El Programa Educativo **(Anexo 6)**, contó con 6 sesiones, cada una tuvo una duración de 90 minutos y con frecuencia de 2 sesiones por semana, el mismo fue impartido a los 125 adolescentes asignados a la intervención. Éstas comenzaron con su tema, seguidas de los objetivos y contenidos, además de las

actividades a realizar durante su duración, apoyadas en las técnicas de participación, de animación, de reflexión y cierre; las cuales se escogieron por su relación con el tema abordado. Cada sesión contó también con materiales que propiciaron el desenvolvimiento positivo de las actividades a realizar.

En las sesiones educativas se abordaron temas relacionados con las ITS/VIH/sida y se utilizaron técnicas participativas, que amenizaron cada una de ellas, las cuales se desarrollaron de la siguiente manera:

1. **Técnicas de presentación y despedida:** las técnicas tuvieron como objetivo estimular la participación e integración entre los miembros del grupo, propiciando la creación de un ambiente fraterno y de confianza.

2. **Técnicas de animación:** mantuvieron un clima fraterno y de confianza dentro del grupo, permitiendo la integración y participación activa de cada uno de los integrantes.

3. **Técnicas de análisis y reflexión:** promovieron el análisis y la reflexión que ayudaron a profundizar en el tema y mejoraron de la comunicación entre los participantes. Se utilizaron: conversatorios, elaboración grupal, conferencias, comentario de textos, etc.

Las condiciones del lugar donde se trabajó fueron favorables, en el parque central Ciudad Pesquera cerca de la escuela secundaria, el área correspondiente a la Educación Física delimitada por una cerca en la manzana entre las calles B y B interior, además de algunas aulas disponibles en el centro escolar que contó con buena iluminación, limpieza, ventilación y organización; así como los recursos y materiales disponibles para la realización de la actividad, todas estas actividades fueron realizadas manteniendo las medidas de prevención para evitar la Covid-19.

Cuarta Etapa

Evaluación

Se evaluó la intervención a través de la comparación de los resultados antes y después de implementado el programa educativo mediante la aplicación de la encuesta inicial en todos los adolescentes de la muestra, bajo los mismos criterios de la etapa diagnóstica.

Análisis y procesamiento de la información.

La información obtenida se procesó mediante los paquetes estadísticos contenidos en el programa STADISTICS (versión 6.0) y se ejecutó en el mismo a través de la importación de bases de datos desde el EXCEL ejecutable en WINDOWS VISTA. Se utilizó el porcentaje como medida de resumen y como prueba de validación estadística, se utilizó la prueba de hipótesis de diferencia de proporciones, con el objetivo de comparar el conocimiento que poseían los adolescentes antes y después de la intervención considerándose la diferencia muy significativa cuando $p < 0,01$.

RESULTADOS y DISCUSIÓN

Se encuestó un total de 125 adolescentes de los cuales, 58 pertenecían al 8vo grado, 67 al 9no para el 46.4% y 53.6% respectivamente, como se muestra en la **Tabla 1**.

Tabla 1. Cantidad de adolescentes de 8vo y 9no grado de la secundaria básica: "Manuel Ascunce Domenech" en el período comprendido septiembre del 2020-febrero 2021.

Grado escolar	Nro	%
8vo	58	46.4
9no	67	53.6
Total	125	100.0

Fuente: encuesta

En la **Tabla 2** se muestran la distribución de adolescentes según la edad y el sexo, se puede apreciar que predominó el grupo de edades comprendido entre 13 y 14 años, con 78 adolescentes para un 62.4 %, sobre el grupo de 15 a 16 años con 47 para un 37.6 %, en ambos grupos de edades prevaleció el sexo femenino con 66 adolescentes.

Tabla 2. Distribución de los adolescentes según la edad y el sexo.

Edad (años)	Femenino		Masculino		Total	
	Nro.	%	Nro.	%	Nro.	%
13-14	42	63.6	36	61.0	78	62.4
15-16	24	36.4	23	39.0	47	37.6
Total	66	100.0	59	100.0	125	100.0

Fuente: encuesta

En un estudio realizado por Alpízar Navarro refirió que el grupo de edad con mayor incidencia fue el de 13 a 16 años, y le atribuye al incremento de estas infecciones a diferentes factores entre los cuales figuran: cambios en la conducta sexual y social, debido a la urbanización, industrialización y facilidades de viajes; cambios de ideas en cuanto a la virginidad, así como la tendencia actual a una mayor promiscuidad sexual, relacionada con la menarquía en edades más temprana y con patrones de machismo que dominan en algunos países del mundo [60].

En la **Tabla 3** se muestran cuantos adolescentes practicaban relaciones sexuales de acuerdo al sexo.

Tabla 3. Características de los adolescentes en cuanto a las prácticas de relaciones sexuales de acuerdo al sexo.

Sexo	Femenino	Masculino	Total

Características	Nro	%	Nro	%	Nro	%
Prácticas de relaciones sexuales Sí	45	68.2	31	52.5	76	60.8
No	21	31.8	28	39.0	49	39.2
Total	66	100.0	59	100.0	125	100.0

Fuente: encuesta

En esta investigación los resultados de la encuesta arrojaron, que de un total de 76 adolescentes para un 60.8% habían iniciado prácticas sexuales, siendo el sexo femenino el de mayor incidencia con 45 adolescentes para un 68.2%, constituyendo un aspecto significativo que corroboró el incremento de embarazos en la adolescencia en el área del Consejo popular 1 perteneciente al Policlínico "René Vallejo Ortiz" de Manzanillo y el número importante de ITS en estas edades, concordando con los resultados alcanzados por otros autores [9, 10,11].

A través de la entrevista se determinaron algunos aspectos considerados de gran importancia por la autora de la investigación, como las principales fuentes en que los adolescentes obtuvieron información, sobre las infecciones de transmisión sexual y de dónde preferían recibirla. Los resultados se muestran en la **Tabla 4**.

Tabla 4. Identificación de las fuentes de información sobre las ITS y el VIH/sida a las que acuden los adolescentes en ambos grados.

Grados Fuente de Información	8vo grado		9no grado		Total	
	Nro	%	Nro	%	Nro	%
Libros	6	10.3	2	3.0	8	6.4
Redes sociales	10	17.2	18	26.9	28	22.4

Medios de diffusion masiva	5	8.6	7	10.4	12	9.6
Escuela	6	10.3	4	6.0	10	8.0
Amigos	24	41.4	28	41.8	52	41.6
Profesionales de la salud	3	5.2	6	8.9	9	7.2
Familiares	4	7.0	2	3.0	6	4.8
Total	58	100.0	67	100.0	125	100.0

Fuente: encuesta

El apoyo emocional más una guía clara de información exacta acerca de estos diferentes aspectos de la sexualidad y las ITS son muy apreciadas por los adolecentes ya sean procedentes de sus padres, profesores del colegio, del médico de familia que los atiende o de centros de orientación familiar [45].

Estos adolescentes referían en las diferentes sesiones de trabajo que las amistades instruidas en el tema, constituyeron la principal fuente de información, coincidiendo con los de Varela [61], que halló como principal vía los amigos, entendemos que esto se deba al nivel de escolaridad de los padres en la comunidad, donde el nivel ocupacional en muchos casos es amas de casa, campesinos y pescadores, lo que incide en la falta de comunicación de éstos con sus hijos, ambos identificados en el Análisis de la Situación de Salud del consultorio médico de la autora.

El segundo lugar lo ocupó las redes sociales con el 22.4%, aspecto de verdadera relevancia por la influencia que ejercen en los adolescentes, que en esta época cuentan en su mayoría, con medios de tecnología avanzada y acceso a ellas, además de ser una comunidad con un alto vínculo de familiares en el extranjero y el área de mayor migración ilegal hacia los EE.UU en el municipio.

Contrario a lo que algunas personas creen el nivel de información de los jóvenes sobre temas de sexualidad lejos de animarlos a tener relaciones sexuales a una edad más temprana y a ser promiscuos, un análisis realizado por la OMS de 10-50 artículos científicos sobre estos programas reveló que en algunos casos esto conduce a posponer el primer acto sexual; en otros incrementa el uso de anticonceptivos y puede ayudar a adquirir nuevos hábitos de comportamiento sexual. Puentes [62] y Lizarraga[63] en diferentes programas de prevención y educación obtienen resultados similares al de esta investigación.

Varela [61] planteó que el suministro de información y educación no solo aumenta el conocimiento de los participantes en un programa de intervención, también aporta responsabilidad, así como la prevención y el tratamiento temprano de las ITS.

La falta de programas especializados sobre estos temas en los medios dificulta el conocimiento de las personas referente a los mismos, en la televisión y la radio existen programas específicos sobre la protección del medio ambiente, la lucha antidrogas, la campaña contra el *Aedes* e incluso contra los accidentes del tránsito y las normas en la vía pública, pero hace muy poco tiempo no existía ninguno sobre las ITS, estas sólo son tratadas vagamente en algunos espacios y no de forma sistemática.

En las escuelas los maestros muchas veces desconocen la existencia de algunas de estas infecciones y en otros casos no las tratan con sus estudiantes por creerlas menos importantes. En ocasiones se han llevado campañas de prevención y promoción sobre ITS y no incluyen en sus programas algunas de estas infecciones desconocidas por muchos, además de que la percepción de riesgo en estos casos es muy baja. En el caso de las secundarias básicas el tema es tratado en la asignatura Educación Cívica y Biología, pero no con la profundidad que esta temática requiere.

Según Domínguez [63] aún los jóvenes que creen que la información acerca de las ITS es abundante hacen un conjunto de señalamientos que aparecen a continuación en el orden en que fueron mencionadas:

- La información no es sistemática. Temas como el VIH/sida han perdido espacio en los medios de difusión, desplazado por otros temas, como la campaña contra las drogas.

- La información debe ser más diversificada y se debe divulgar más por otros canales, además de los ya existentes.

- Las campañas deben estar más orientadas a las conductas de riesgo.

Los jóvenes satisfechos con la información consideran que la cantidad de personas infectadas con el VIH/sida ha disminuido, contrario a lo que en realidad ha ocurrido y esto confirma que una disminución en la información puede crear esta percepción errónea [63].

Los resultados de los conocimientos que tenían los adolescentes en cuanto a los criterios de protección contra las ITS se muestran en la Tabla 5.

Tabla 5. Criterios de protección de las ITS según conocimientos de los adolescentes.

Criterios de protección de las ITS y el VIH/sida	Conoce		No conoce	
	Nº	%	Nº	%
No teniendo relaciones sexuales	39	31.2	86	68.8
Fidelidad mutua de ambos miembros de la pareja	44	35.2	81	64.8
Teniendo relaciones sexuales sin penetración	23	18.4	102	81.6
Usando condón en todas las relaciones sexuales	51	40.8	74	59.2

Fuente: encuesta

En la literatura revisada [60,62] se exponen señalamientos importantes respecto a la efectividad del condón para prevenir el contagio de ITS y el VIH/sida, la única forma totalmente efectiva para prevenirlas es la abstinencia sexual o las relaciones sexuales fieles y estables, parece ser que, al menos hasta el momento, el condón usado correcta y sistemáticamente es el método más efectivo para prevenir dicha transmisión, lo que impone el diseño de programas educativos de prevención de las ITS y el VIH que promuevan paralelamente el uso del preservativo, el retraso del inicio de la actividad sexual y la estabilidad de la pareja entre quienes son sexualmente activos, como modo más eficaz de abordar la prevención del VIH destinada a los jóvenes [64].

En esta investigación se obtuvo antes de la intervención, que solo el 31.2% conoce que el primer criterio para evitar las ITS es no teniendo relaciones sexuales, 81 adolescentes no consideran que la fidelidad mutua de ambos miembros de la pareja es también un criterio de protección, para el (64.8%). El 81.6% no conoce que teniendo relaciones sexuales sin penetración también se pueden proteger, ya que no hay intercambio de líquidos corporales y el 59.2% no reconocen el uso del preservativo o condón entre las medidas que se proponen para prevenir las ITS. Resultados que son revertidos luego de la intervención, concordando con los alcanzados por otros investigadores [61].

En el trabajo de Flores "Intervención educativa en adolescentes sobre conocimientos en la prevención de ITS/VIH-SIDA" observó antes de la intervención que la mayoría estaba orientado sobre algunas de las ITS, fundamentalmente: Blenorragia (98.8 %), SIDA (91.1%) y Sífilis (88.8%), sin embargo no reconocieron a la Candidiasis vaginal y a las Trichomonosis; después de impartida la capacitación se logró un conocimiento más profundo sobre estas, reportando el (100%) en la mayoría de los casos [18].También coinciden con estos resultados la investigación de otros autores [60, 61].

Llama la atención de la autora de esta investigación que en este estudio los adolescentes en orden decreciente reconocen como ITS: el sida, gonorrea y la sífilis y que otras infecciones más frecuentes en nuestro medio, resultaran difíciles de identificar como son la moniliasis, trichomoniasis y vaginosis bacteriana, las cuales en su mayoría desconocen, en tanto no fueron reconocidos por los adolescentes, el chancro blando, linfogranuloma venéreo, la vaginosis bacteriana y la clamidiasis. Después de la intervención los alumnos reconocieron cada una de estas infecciones

Al comparar los resultados de la encuesta obtenidos **(Tabla 6)**, se lograron diferencias altamente significativas. Para lograr el cumplimiento de los objetivos propuestos en el programa educativo, el equipo de investigación seleccionó algunas técnicas que facilitaron la adquisición de conocimientos por parte de los estudiantes en dependencia de las características de cada una de las sesiones y la finalidad que estas perseguían.

Tabla 6. Nivel de conocimientos sobre ITS y VIH/sida de los adolescentes.

Nivel de conocimientos	Antes		Después	
	Nro	**%**	**Nro**	**%**
Satisfactorio	22	17.6	120	96.0
No Satisfactorio	103	82.4	5	3.2
p=0 <0,01				

Fuente: encuesta antes y después de la intervención.

Variante 1

Tabla de contingencia Nivel de conocimientos antes * Nivel de conocimientos después

Recuento

		Nivel de conocimientos después		Total
		Insatisfactorio	Satisfactorio	
Nivel de conocimientos antes	Insatisfactorio	5	98	103
	Satisfactorio	0	22	22
Total		5	120	125

Pruebas de chi-cuadrado

	Valor	Sig. exacta (bilateral)
Prueba de McNemar		,000[a]
N de casos válidos	125	

a. Utilizada la distribución binomial

Variante 2

Resumen de prueba de hipótesis

	Hipótesis nula	Test	Sig.	Decisión
1	La mediana de las diferencias entre Nivel de conocimientos antes y Nivel de conocimientos después es igual a 0.	Prueba de Wilcoxon de los rangos con signo de muestras relacionadas	,000	Rechazar la hipótesis nula.

Se muestran las significancias asintóticas. El nivel de significancia es ,05.

Al evaluar el conocimiento sobre las ITS y el VIH/sida que poseían los jóvenes antes de la intervención este resultó ineficaz, pues sólo el 17.6 % fueron incluidos en la categoría de satisfactorio con más de un 70 % de respuestas acertadas en la aplicación de la encuesta inicial para diagnosticar el nivel de conocimientos de los mismos, por lo que se evidenció la necesidad de implantar un programa educativo sobre estos temas.

En el cuestionario se representan los conocimientos que tienen los adolescentes antes de poner en práctica el programa educativo. Analizando los resultados de la encuesta muy pocos adolescentes aseguran conocer acerca de signos y síntomas de las ITS, necesario es recordar que algunas ITS cursan asintomática hasta cuando ya es demasiado tarde como el VIH, VHP y la Hepatitis B. Estas ITS son imperceptibles a simple vista, tan solo se pueden descubrir si la persona está infectada o no mediante un examen de laboratorio, es por ello que se propagan a otras personas mediante el acto sexual, constituyendo una vía para la extensión.

La falta de conocimientos sobre ITS en los jóvenes de la escuela secundaria básica, expresados en los resultados anteriores puede estar determinada por algunos factores sociales con un alto nivel de incidencia. Para muchas personas ofrecer información sobre sexualidad a los jóvenes aumentaría su promiscuidad, por lo que se limitan a tratar estos temas. Esto es sin duda uno de los factores que ha determinado el débil desarrollo de los programas referentes a la prevención de las infecciones de transmisión sexual. En la sociedad todavía existen muchos prejuicios relacionados con estos temas, incluso en las escuelas por parte de profesores.

Muchas personas relacionan a la libertad sexual y a la divulgación de este tema con la pérdida de los valores morales, de lo cual se comenta mucho en este tiempo, por lo que evitan el contacto con cualquier aspecto relacionado con la sexualidad.

En ocasiones la importación de otras culturas ha modificado la forma de pensar y actuar de muchos jóvenes, que se preocupan más por su apariencia física, el consumismo y la diversión que por desarrollar su intelectualidad, lo que propicia el poco conocimiento de estos sobre la sexualidad y la baja estimación de riesgo a padecer cualquiera de las infecciones de transmisión sexual. La lectura en los jóvenes, los programas instructivos de la televisión y la radio han sido desplazadas por otras tecnologías digitales que casi nunca educan, pero cada vez son más utilizadas.

Alpízar Navarro en su estudio observó que los adolescentes tienen un nivel de conocimientos regular o deficiente sobre los síntomas que producen las ITS que sumado a las características propias de la edad puede llegar a producir conductas de riesgo, en especial por el desconocimiento sobre los modos de transmisión, prevención y evolución de la enfermedad; lo que a su vez se deriva en ideas erróneas y actitudes y prácticas negativas, que potencian el riesgo de infección [60].

Las ITS reconocidas por los estudiantes son aquellas cuya información se difunde a través de los medios de comunicación masiva, además de ser las más frecuentes en la población cubana.

Hernández [65] reportó que ningún entrevistado mencionó a la clamidiasis ni a la hepatitis B, cuyas consecuencias pueden tener repercusiones graves sobre la salud en general y en la reproductiva en particular, ambas a corto, mediano y largo plazo. No se percibe el riesgo de adquisición de estas infecciones dentro de las de transmisión sexual. Evaluóel nivel de conocimientos de los estudiantes con relación alas infecciones de transmisión sexual. Inicialmente los resultados fueron similares al de éste estudio, excepto con la hepatitis B que fue identificada en un 13.8%, la mayoría identificaron como ITS al sida, blenorragia, condilomas y la sífilis pero no las demás infecciones de transmisión sexual, convergiendo ambos resultados en este aspecto. .

El desconocimiento acerca del VIH/sida en los adolescentes antes del programa educativo, a pesar de todos los esfuerzos del país y los sectores implicados en la campaña contra el VIH puede deberse a los mitos sobre esta epidemia, fundamentalmente en algunos aspectos pocos divulgados o de difícil comprensión para muchos. En esta campaña la mayoría de las veces solamente se tratan los mecanismos para evitar el VIH, sin embargo aspectos relacionados con las características del virus, otras vías de transmisión y de la enfermedad del sida son vagamente abordados.

Según De la Rosa [51] en el trabajo titulado "Prevención del VIH/SIDA y otras infecciones de transmisión sexual en hombres que ejercen la prostitución" realizado en el 2003, encontró que el 100% de los adolescentes habían recibido información sobre el VIH/sida, así como sus vías de transmisión, por lo que los resultados de este estudio coinciden con el de ésta investigación, no obstante muy pocos estudiantes respondieron satisfactoriamente a los resultados de la encuesta referentes a temas inherentes al VIH/sida, como por ejemplo: periodo de incubación, síntomas, lesiones que produce, otras vías de transmisión y complicaciones.

Para controlar el avance de la epidemia es imprescindible educar a la población para la comprensión y el ejercicio de una sexualidad creativa, placentera, satisfactoria, libre y responsable, al servicio del desarrollo personal, la comunicación con los demás, la integración social, la salud, el amor y la vida.

Los diferentes subgrupos de la población deberán tener acceso a una educación sexual integral y al ejercicio de su sexualidad en un ambiente de tolerancia y responsabilidad social.

En opinión de la autora de esta investigación, se espera que estas actividades contribuyan a fomentar la salud y propicien un ambiente favorable donde se facilite el ejercicio de una sexualidad que reduzca el riesgo de transmisión de la epidemia.

En muchas investigaciones los jóvenes han demostrado poseer falsas creencias sobre la transmisión del VIH/sida, de modo que restan importancia a la vía sexual, que es el mecanismo fundamental para adquirirlo, pues a través de las relaciones sexuales coitales se infecta el mayor número de personas. También Serra [66], en un estudio realizado sobre "Prevención del sida en la enseñanza secundaria". Montevideo, con adolescentes, logró modificar sus conocimientos sobre la prevención de estas infecciones.

Con este estudio se ha percibido que existe un bajo nivel de conocimientos en los adolescentes sobre infecciones de transmisión sexual y VIH/sida, tal vez producto a la carencia de mensajes educativos, pocos programas de control y prevención sobre el tema, escasa integración de la educación sexual por parte de los profesionales de la salud en la comunidad, por eso en esta capacitación se brinda información básica mediante un método didáctico, participativo y asequible que estimula la discusión de ideas, sin distinción de sexo, raza ni credo.

Uno de los factores fundamentales que incide en el desconocimiento de los jóvenes acerca de las características de las ITS es la desproporción que existe entre la campaña contra la propagación del VIH y las demás ITS, siendo estas últimas desplazadas y subvaloradas, sin embargo estas infecciones también ocasionan serios daños a la salud con consecuencias para otras etapas de la vida y a la economía del país, incluso algunas pueden resultar mortales, además de que la incidencia de de ellas es mucho mayor que la del VIH.

La Covid-19 eclipsó el diagnóstico de otras enfermedades, entre ellas las infecciones de transmisión sexual, indica Epalza[67]. Esto supondrá un aumento futuro de ITS que todavía cuesta valorar y es que, un diagnóstico tardío no solo supone el desarrollo de enfermedades con mal pronóstico en los pacientes, sino que aumenta su propagación y con ello la falta de control y de prevención que podrían realizar los profesionales sanitarios.

En Cuba tras la apertura de muchos centros de recreación, la hotelería, el reinicio de los viajes interprovinciales, al retomar los municipios el estado de "nueva normalidad" en la pandemia de Covid-19; muchos jóvenes han perdido el miedo a contraer una ITS y al propio VIH/sida pasando estas a un segundo plano.

Además de mantener y perfeccionar las acciones, resulta imprescindible impulsar otros proyectos que hasta la actualidad se han manifestado de manera muy limitada, tales como:

• Fomentar y generalizar en todo el país los proyectos educativos y preventivos con los hombres que tienen sexo con otros hombres, a nivel individual, familiar y comunitario, por todos los medios posibles, incluyendo los medios masivos de difusión.

• Generalizar en los programas escolares la educación sobre las ITS/sida en los adolescentes y fomentar en ellos la percepción de riesgo y la incorporación de hábitos saludables en las relaciones sexuales.

• Mantener un trabajo sostenido con las personas de conducta social desordenada, las familias disfuncionales y las comunidades en desventaja social, para lograr su incorporación a las diferentes opciones de estudio, proyectos culturales y la vinculación a labores sociales útiles.

Hay necesidad de elaborar programas creativos de prevención en los que deben tenerse en consideración esos factores y diseñar proyectos de intervención más específicos acordes a las características de cada comunidad o grupo social. Para lograr el cumplimiento de los objetivos propuestos en el programa educativo, la autora de la investigación seleccionó algunas técnicas que facilitaron la adquisición de conocimientos por parte de los adolescentes en dependencia de las características de cada una de las sesiones y la finalidad que estas perseguían.

En la sesión Nro.1 después de realizarse la presentación de los adolescentes que participaron en la intervención, se desarrolló el juego de "la Escalera del saber". Solamente dibujaron una escalera grande 11 adolescentes, por lo que según el principio del juego estos creían conocer acerca de los temas que trataría la intervención, sin embargo la mayoría de los jóvenes (114) dibujaron una plataforma o base con 1 o 2 peldaños, por lo que reconocían el desconocimiento acerca de estos temas. Ver **(Anexo 5)**

Al final de cada sesión había aumentado el conocimiento de los adolescentes, por lo que estos siempre dibujaban la escalera mucho más grande, demostrando así haber aprendido. El último día, cada adolescente comparó cada uno de sus dibujos y los relacionó con el modo en que habían adquirido sus conocimientos.

Se montó la exposición con plegables láminas y afiches acerca de la ITS y el VIH/sida observando por los autores el interés motivacional por el tema. Inicialmente aunque la mayoría de los adolescentes de 8vo grado y el 100% de los adolescentes hembras y varones de 9no grado se motivó por la exposición. En 8vo grado, 5 tenían una formación religiosa que consideraban una falta de pudor hablar de estos temas, inicialmente la observaron pero no participaron ni realizaron comentarios por temor a que se enterasen sus padres, quienes a su vez consideraron, que en la adolescencia es muy pronto para hablar de sexo, pues así se le está incitando a que lo practiquen.

La falta de educación sexual, como denuncian los pediatras, podría estar tras el aumento de los casos de ITS. Los adolescentes, que son más vulnerables e influenciables, reciben referencias sexuales que no favorecen una educación sexual global, donde se transmita el respeto a sí mismo y al otro y, por lo tanto, poder pensar en protegerse y proteger al otro de las ITS. Más del 50% de los adolescentes de entre 14 y 17 años suelen ver regularmente porno en internet, familiarizándose con las prácticas de riesgo y la descontextualización sexual Epalza[67].

Al final de cada sesión había aumentado el conocimiento de los adolescentes, por lo que estos fueron ganando en confianza, hablando más ampliamente del tema e identificando ya por sí solos, los materiales correspondientes a cada ITS, demostrando así haber aprendido. El último día los adolescentes compararon cada una de ellas demostrando conocimiento en cuanto a la aparición de los síntomas, especificando las que no tienen cura.

En la sesión Nro. 2 y 3 a través del Sociodrama los adolescentes trataron representaciones teatrales en las que improvisaron situaciones partiendo de sus conocimientos sobre los efectos de las ITS desde el punto de vista personal, familiar, social y el comportamiento irresponsable de algunos jóvenes, además del riesgo a contraer una de estas.

Después de tener claro los objetivos se realizó una lluvia de ideas donde los adolescentes que llevarían a cabo la representación, dialogaron previamente sobre lo que conocían del tema, cómo lo vivían y cómo lo entendían. Con la información recogida se elaboraron diferentes historias, se ordenaron los hechos y las situaciones planteadas en la conversación previa y se distribuyeron los personajes.

Los adolescentes se impregnaron en la situación a través de las relaciones humanas, reflexionando sobre cómo entienden los jóvenes de forma diferente los distintos papeles sociales. Al presentar diferentes situaciones problémicas algunos adolescentes actuaron de forma contradictoria, estas situaciones suscitaron la discusión y la profundización del tema.

La dramatización no fue muy larga y los adolescentes se movieron y realizaron gestos a lo largo de toda la presentación, para garantizar la atención de los demás jóvenes. Esta técnica se realizó de una forma dinámica y alegre aunque una de las desventajas fue que no todos los adolescentes quisieron hacer las representaciones por timidez y miedo escénico.

En la sesión Nro. 3 se desarrollaron Videos debates en ambos grupos. Se utilizó el videocasete del curso No.12 de la maestría en Enfermedades Infecciosas dedicado a tratar las diferentes ITS y capítulos grabados de la telenovela "La cara oculta de la Luna" pasada en reposición durante el año 2020, sobre el VIH/sida. Su uso permitió repetir varias veces las imágenes, para dar paso a la explicación del profesor en algunos casos, facilitando enormemente el aprendizaje.

La presentación a los adolescentes del video se realizó por la autora, explicándose las razones por las cuales se proyectaba, señalando los aspectos fundamentales a los que se debía prestar mayor atención. La información se presentó de una forma precisa, con una clara relación entre las diversas ideas presentadas en el mensaje. Durante el video se formularon preguntas que actuaron como guía para el aprendizaje.

En la sesión No. 4 a través de la Lluvia de ideas se analizaron los elementos más importantes relacionados con el comportamiento sexual responsable. Al profesor identificar el tema los integrantes del grupo mencionaron ideas relacionadas con el mismo, realizándose una lista tan rápido como surgían, ayudados por el profesor se logró que las ideas fluyeran. Permitió que los adolescentes describieran aspectos relacionados con este tema usando las cinco preguntas periodísticas clásicas: ¿quién?, ¿qué?, ¿dónde?, ¿cuándo? y ¿por qué?, se logró conocer las ideas de los jóvenes y por qué pensaban de esa forma. Además los adolescentes explicaron cómo los afectaba este tema.

El ejercicio de lluvia de ideas al estar enfocado en un tema específico invitó a explorar los diferentes aspectos tratados. Al analizar tantas cosas simultáneamente a veces algunas de las ideas que surgían podían parecer absurdas o irrelevantes, sin embargo, en esta etapa no se descartaron, permitiendo que la sesión fuera muy creativa, sin ninguna restricción y de forma espontánea. Después de acabarse el tiempo el grupo pudo examinar todas las ideas en la lista y decidir qué palabras o frases eran las más interesantes e importantes.

Con los resultados la autora utilizó las notas escritas de forma incorrecta para guiar algunas actividades de desarrollo del lenguaje. No se criticó ninguna de las ideas que fue expresada debido a que el objetivo de esta técnica es generar la mayor cantidad de alternativas posibles sin importar la calidad de las mismas.

Se realizó el juego de participación "Negociando el uso del condón". Las hembras al tratar de convencer a los varones para que utilizaran el condón en la relación sexual, utilizaron diferentes argumentos donde explicaban la importancia de usar el condón aún con su pareja estable y la necesidad de estar libres de contraer una ITS. Cada vez que ellas exponían sus ideas los varones trataban con alguna justificación de evitar usar el condón, pero ellas intentaban nuevamente convencerlos. Esta situación se repetía hasta que ya los varones no encontraban argumentos para justificar su actitud y así ganaba la hembra, de lo contrario, si la hembra no lograba refutar la idea del varón entonces éste ganaba y se les anotaba una ITS a los dos participantes. Entre los varones las justificaciones que más abundaron fueron el exceso de confianza hacia su pareja, la falta de sensibilidad en la relación sexual con el uso del condón, el no presentar una ITS y la falta de amor de su compañera al querer usar el preservativo.

En la sesión No. 5 se desarrollaron conversatorios sobre la promoción y educación de salud a través de la realización de un taller a partir de las propuestas de intervención educativa en la comunidad sobre las ITS de cada uno de los adolescentes enfatizando los elementos comunicacionales con relación a estas infecciones.

Los adolescentes antes del proceso de capacitación desconocían sobre la mayoría de las conductas sexuales sin riesgo, sin embargo después de la intervención los alumnos del interiorizaron una serie de conceptos que aumentaron sus conocimientos referentes a este tema. La capacitación de los adolescentes permitió desarrollar aprendizajes significativos sobre las ITS y el VIH/sida.

Con la adquisición de conocimientos en el programa educativo los adolescentes lograron alcanzar lo siguiente:
- Aplazar el acto sexual.
- Conocer a la pareja antes de tener sexo. Lo ideal es que ambos individuos se hagan el examen de detección del VIH y compartan los resultados de las investigaciones.
- Hablar del VIH/sida y del sexo seguro con las parejas sexuales.
- Evitar las conductas promiscuas y los contactos fortuitos y sin protección.

- Utilizar más las caricias, los besos y las masturbaciones mutuas en las que no hay intercambio de líquidos corporales, constituyendo estas formas seguras en las que se obtiene placer y se puede dar amor sin riesgos.

- Evitar el consumo de alcohol y de otras drogas, pues además de vulnerar el sistema inmunológico, incrementa las posibilidades de participar en una actividad sexual muy riesgosa, porque alteran la capacidad de decisión.

- Ser responsable. Si una persona tiene cualquier infección de transmisión sexual o el VIH/sida, debe informar a la pareja potencial su situación para que ella decida entonces qué hacer.

En Cuba se han obtenido datos en los últimos años que motivan a reflexionar sobre la necesidad de una educación sexual orientada hacia los valores morales y espirituales sobre los que descansa el comportamiento sexual de los jóvenes cubanos. La sexualidad, como dimensión humana, debe ser objeto de un proceso educativo donde la información, la formación y el desarrollo de valores en materia sexual, brinden a los jóvenes elementos necesarios para asumir actitudes positivas y responsables.

Es muy importante que padres, maestros y otros profesionales les aseguren el acceso a información y recursos preventivos que los preparen para poder tomar decisiones acertadas. No resulta nada fácil influir en el comportamiento, en la conducta, esto es algo que no se forma "de hoy para mañana", pero sí puede ser el resultado de un proceso educativo y cultural que elimine paulatinamente los efectos del desconocimiento, la desinformación, los tabúes y los prejuicios.

CONCLUSIONES

1. En el estudio predominó el grupo de 9no grado por encima del de 8vo.

2. El grupo de edad de mayor prevalencia fue de 13 a 14 años con predominio del sexo femenino.

3. Más de la mitad de los estudiantes habían iniciado las prácticas sexuales, siendo el sexo femenino el de mayor incidencia.

4. Los adolescentes de la secundaria acuden a los amigos como primera fuente de información sobre infecciones de transmisión sexual.

5. La mayoría de los adolescentes no reconoció que la única forma totalmente efectiva para prevenir las ITS y el VIH/sida, es la abstinencia sexual y las relaciones sexuales fieles y estables, en tanto más de la mitad de los adolescentes, no consideró la efectividad del condón para prevenir el contagio de las mismas.

6. El programa educativo resultó ser efectivo, modificando satisfactoriamente los conocimientos de los adolescentes después de la intervención.

RECOMENDACIONES

✓ Incrementar la realización de estudios a través de las pesquisas a jóvenes pertenecientes al Consultorio Médico, que permitan disponer de estimados más reales del alcance de estas infecciones en el país.

✓ Capacitar a los profesores para que traten el tema como parte de las estrategias curriculares en la enseñanza media, logrando una mejor promoción de salud.

✓ Incrementar en el Consejo Popular 1, espacios donde se den charlas, talleres y mesas redondas acerca de las ITS, aprovechando el marco en reuniones de organizaciones de masas, con el objetivo de seguir educando a los adolescentes y a la población en la prevención de las ITS.

REFERENCIAS BIBLIOGRÁFICAS

1- Ministerio de Asuntos Exteriores y de Cooperación [Internet]. Madrid: Ministerio de Asuntos Exteriores y de Cooperación; 2017[citado 27 Ago 2014]. Disponible en: http://www.exteriores.gob.es/RepresentacionesPermanentes/OficinadelasNacionesUnidas/es/quees2/Paginas/Otros%20Organismos%20y%20Fondos/ONUSIDAaspx/. .

2- Ulloa VC, Rodríguez Rodríguez D, Pérez Gómez M. Contribuciones a las Ciencias Sociales. Interveción Educativa sobre Infecciones de Trasnmisión Sexual en Estudiantes Preuniversitarios en la Sierpe.[Internet].2011[citado abr 2022]. Disponible en: http://www.eumed.net/rev/cccss/16/urg:html

3- Ortíz Sánchez NL, Rodríguez González DA, Vázquez Lugo M, Álvarez Aragón M, Sánchez Urra L. Intervención educativa sobre infecciones de transmisión sexual en adolescentes. RevMed Electrón [Internet]. 2015 Oct [citado 17Mar 2017]; 37(5): 418-29. Disponible en: http://scielo.sld.cu/scielo.php?script=sci_arttext&pid=S168418242015000500002&lng=es/

4- Segura Zuloaga SE, MatzumuraKasano JP, Gutiérrez Crespo H. Intervención educativa sobre infecciones de transmisión sexual en adolescentes del tercer año de secundaria del Colegio "Los Jazmines de Naranjal" de Lima, 2014. HorizMed. [Internet]. 2015 [citado 17Mar 2017]; 15(4):11-20. Disponible en: http://www.scielo.org.pe/pdf/hm/v15n4/a03v15n4.pdf/

5- Márquez J. Prevención de las infecciones de transmisión sexual. [Internet] s/a [citado 18 jul 2020]. Disponible en: http://www.monografias.com/trabajos79/prevencion-infecciones-transmisionsexual/prevencion-infecciones-transmision sexual.shtml

6- Esteban EC. Enfermedades de transmisión sexual. [Internet] s/a [Citado 21 ago 2020]. Disponible en:
http://www.monografias.com/trabajos15/enfermedadsexual/enfermedadsexual.shtml

7- El VIH en los jóvenes: cómo proteger a una generación. Centros para el Control y la Prevención de enfermedades. [Internet] s/a [citado 25 nov 2020]. Disponible en:http://www.cdc.gov/Spanish/especiales-CDC/VitalSigns/VIHJovenes/

8- Organización Mundial de la Salud. Infecciones de Transmisión Sexual. [Internet]. 2019 [citado 26 Mar 2022]. Disponible en:
https://www.who.int/es/news-room/fact-sheets/detail/sexually-transmitted-infections-(stis)

9- Rodríguez Carrión J, Traverso Blanco CI. Conductas sexuales en adolescentes de 12 a 17 años de Andalucía. GacSanit. [Internet] 2012[citado 7Abr 2014]; 26 (6).Disponible en:
http://www.scielosp.org/scielo.php?script=sci_arttext&pid=S021391112012000600005&lng=en/

10- Martínez G, Copen CE, Abma JC. Teenagers in the United States: sexual activity, contraceptive use, and childbearing, 2006-2010 national survey of family growth. Vital Health Stat [Internet] 2011[citado 7 Abr 2014]; 23(31). Disponibleen:http://www.ncbi.nlm.nih.gov/pubmed/22256688/

11- Valdés García LE, Malfrán García MD, Ferrer Savigne Y, Salazar Aguilera E. Conocimientos, actitudes y prácticas sexuales en la provincia de Santiago de Cuba. MEDISAN. [Internet] 2012[citado 16 Abr 2016]; 16 (1). Disponible en:
http://scielo.sld.cu/scielo.php?script=sci_arttext&pid=S102930192012000100001&lng=es/.

12- OMS. Infecciones de transmisión sexual. [Internet] Nota descriptiva 110. 2016-2021 [Citado 22Nov 2021]. Disponible en: http://www.who.int/media-centre/factsheets/fs110/es/

13- Organización Mundial de la Salud [internet]. Washington: OMS; 2020 [citado 12 jul 2021]. Disponible en:http://www.who.int/mediacentre/factsheets/fs360/es/index.html/

14- Wong LR, Perpétuo IH. La transición de la salud sexual y reproductiva en América Latina. 15 años después de El Cairo-1994. Santiago de Chile: División de Población, Centro Latinoamericano y Caribeño de Demografía; 2011.

15- Reyes M, Pun M. Análisis de la Situación Epidemiológica del VIH/SIDA en el Perú. [Internet]. 2013 [Citado 10 Feb 2020]. Disponible en: www.dge.gob.pe/portal/docs/ASISVIH2013.pdf/

16- García EG. Prevalencia y Frecuencias relativas de las ITS en la ciudad de Manaus, Brasil 2005. [Tesis]. Ciudad de La Habana; 2007

17- Gamboa LRC, Cejas YP, Gamboa M del PC, Castillo RAR, Real RFB. Las infecciones de transmisión sexual y los estudiantes de Medicina MULTIMED [Internet]. 2017 [citado 11 feb 2018];21(1):70–85. Disponible en: http://www.medigraphic.com/pdfs/multimed/mul-2017/mul171f.pdf.

18- Flores Carvajal É, Martínez Pérez M, Alonso Cordero ME, Hernández Gómez L. Intervención educativa en adolescentes sobre conocimientos en la prevención de ITS/VIH-SIDA. RevMediMay [Internet]. 2017 [citado 12Mar 2022]; 24(2). Disponible en: http://medimay.sld.cu/index.php/rcmh/article/view/1096 .

19- Rodríguez ACA. Salud sexual y reproductiva desde la mirada de las mujeres. Rev Cubana Salud Púb.[Internet]. 2006[citado 11 Abr 2014]; 32(1). Disponible en: http://scielo.sld.cu/scielo.php?script=sci_arttext&pid=S08643466200600010 0010&lng=es/

20- Ministerio de Salud Pública. Anuario Estadístico Nacional de Salud. 49 ed. La Habana: MINSAP; 2021. p. 87. Disponible en:

https://temas.sld.cu/estadisticas-salud/ohttp://bvscuba.sld.cu/anuario-estadistico-de-cuba/

21- OPS. Fortaleciendo la Salud Pública en las Américas. Programa de Desarrollo de Recursos Humanos. División de Desarrollo de Sistemas y Servicios de Salud. Washington: OPS; 2000.

22- Cruz Bello P, Becerril Amero P, Maldonado González V. Intervención educativa de enfermería sobre salud sexual y reproductiva en adolescentes JenyferRios-Becerril, Facultad de Enfermería y Obstetricia, Universidad Autónoma del Estado de México. Estado de México. RevEnfermInstMex Seguro Soc. [Internet]. 2016 [citado 17 Mar 2017]; 24(1):51-4. Disponible en: http://www.medigraphic.com/pdfs/enfermeriaimss/eim-2016/eim161i.pdf/

23- Repiso Jiménez JB, Fernandez Morano T, Rivas Ruiz F, Troya Martin M. Análisis de la población con infección genital por Chlamydia trachomatis en una consulta de enfermedades de transmisión sexual. Actas Dermo-Sifiliográficas 2014; 105(8): 774–79.

24- García González MT. Prevención de la ITS y el VIH en los estudiantes. [Internet]. s/a [citado 8 Feb 2014]. Disponible en: http://www.monografias.com/trabajos82/prevencion-its-vih-estudiantes/prevencion-its-vih-estudiantes2.shtml/

25- La prevención en salud [Internet].Italia: Algunos referentes conceptuales. C1999-2016 [actualizado 15 mar 2018; citado 4 mar 2020] Disponible en: http://www.psicologiaonline.com/colaboradores/barbara/prevencion/indxshtml/

26- OMS. Carta de Ottawa para la promoción de la salud. Canadá; 2019. p.1-5.

27- Díaz Álvarez, M. Manual para la formación de promotores y promotoras adolescentes. La Habana: Editorial CENESEX; 2018. p. 3

28- Silver TJ, Munist MM, Maggaleno M, Suárez Ojeda. Manual de medicina de adolescencia. Washington: OPS; 1992.

29- Dávila ME, Tagliaferro AZ, Bullones X, Daza D. Nivel de conocimiento de los adolescentes sobre VIH-SIDA. Rev Salud Púb [Internet] 2008 [citado 15 Ene2014]; 10(5): 716-22.Disponible en: http://www.scielosp.org/pdf/rsap/v10n5/v10n5a04.pdf/

30- MINSAP. Salud Pública y Asistencia Social. En: Anuario Estadístico de Salud. Granma: MINSAP; 2021. Disponible en: www.onei.gob.cu

31- MINSAP. Salud Pública y Asistencia Social. En: Anuario Estadístico de Salud. Manzanillo: MINSAP; 2021. Disponible en: intranet.gr.onei.cu

32- Comunión AA. Área de vigilancia del VIH y conductas de riesgo. Vigilancia epidemiológica de las infecciones de transmisión sexual, 1995-2013. Madrid: Centro Nacional de Epidemiología/Subdirección General de Promoción de la salud y Epidemiología-Plan Nacional sobre el SIDA; 2015

33- Izquierdo T. infecciones de transmisión sexual. Rev. Infomed [internet]; 2016 [citado 15 Feb 2020]. Disponible en: http://articulos.sld.cu/sida/?p=3227

34- OMS/OPS. Infecciones de Transmisión Sexual: Marco de referencia para la prevención, atención y control de las ITS. Herramientas para su Implementación. Washington: OPS; 2004.

35- Calatrava M, López del Burgo C, de Irala J. Factores de riesgos relacionados con la salud sexual en los jóvenes europeos. MedClin (Barc). 2012; 138: 534-40.

36- González G, González I, Hoyos A. Intervención educativa sobre ITS-VIH/SIDA en estudiantes de la enseñanza preuniversitaria. RevMed Electrón [internet]; 2015 [citado 24 Feb2020]. Disponible en: http://www.revmatanzas.sld.cu/revista%20medica/ano%202010/vol4%20201 0/tema05.htm

37- Ortíz Sánchez NL, Rodríguez González DA, Vázquez Lugo M, Álvarez Aragón M, Sánchez Urra L. Intervención educativa sobre infecciones de transmisión sexual en adolescentes. RevMed Electrón. [Internet]. 2015 Oct [citado 17 Mar 2017]; 37(5): 418-29. Disponible en: http://scielo.sld.cu/scielo.php?script=sci_arttext&pid=S16841824201500050 0002&lng=es/

38- Segura Zuloaga SE, MatzumuraKasano J P, Gutiérrez Crespo H. Intervención educativa sobre infecciones de transmisión sexual en adolescentes del tercer año de secundaria del Colegio "Los Jazmines de Naranjal" de Lima, 2014. HorizMed. [Internet]. 2015 [citado 17 Mar 2017]; 15(4):11-20. Disponible en: http://www.scielo.org.pe/pdf/hm/v15n4/a03v15n4.pdf/

39- OMS. La salud de los jóvenes: un desafío para la sociedad, 2000, Informe Salud para todos en el año 2000, [Internet]. 2000 [citado 17 Mar 2022]. Disponible en: (http://whqlibdoc.who.int/trs/WHO_TRS_731_spa.pdf/)

40- Falke GO. Salud integral del joven y del adolescente. RevAsocMéd Argent [Internet]. 2020 [citado 17 Mar 2022]. 133 (4): 24-9. Disponible en:https://www.ama-med.org.ar/uploads_archivos/2022/Rev-4-2020_pag-24-29_Falke.pdf).

41- Moreno LMM, Uyaguari LAM. "Estrategia educativa sobre Infecciones de Transmisión Sexual en los/las adolescentes del colegio nacional Turi, Cuenca 2012". [Tesis]. Ecuador: Universidad de Cuenca; 2012. Disponible en: https://repositorio.utn.edu.ec/bitstream/123456789/722/1/06%20ENF%20121 %20ART%C3%8DCULO%20CIENT%C3%8DFICO.pdf.

42- Corbella Rogi J. Descubrir la psicología, Folio ediciones; 1985.

43- Campero L, Campero L, Suárez L. Salud sexual y reproductiva de los adolescentes en México: evidencias y propuestas. [internet]. 2013 [citado 24Feb 2020]. Disponible en: https://www.anmm.org.mx/GMM/2013/n3/GMM_149_2013_3_299-307.pdf

44- Gómez A. Conocimientos, actitudes y prácticas en relación a la sexualidad en adolescentes del quinto de secundaria de la Institución Educativa Perú BIRF "República del Ecuador" del distrito de Villa María del Triunfo. 2011. [Tesis]. Ecuador: Universidad Nacional de San Marcos; 2011. Disponible en: http://cybertesis.unmsm.edu.pe/handle/cybertesis/3083

45- Mundo Psicología. Adolescencia y Sexualidad;2018.[internet]. Disponible en: https://www.mundopsicologia.es/adolescetes/adolescentes-conducta/sexualidad.html.

46- Schilling S, Samuels-Kalow M, Gerber JS, Scribano PV, French B, Wood JN. Testing and Treatment After Adolescent Sexual Assault in Pediatric Emergency Departments. Pediatrics 2015 Dec; 136 (6):1495-503.

47- OMS. Proyecto de Estrategia Mundial del Sector de la Salud contra las Infecciones de Transmisión Sexual para 2016-2021.[internet]. 2021[citado 24 Feb 2021]. Disponible en: http://www.who.int/reproductivehealth/GHSS_STI_SP_06012016.pdf

48- British Association for Sexual Health and HIV. United Kingdom National Guideline on the Management of Sexually Transmitted Infections and Related Conditions in Children and Young People. [internet]. 2010. [citado 12 Abr 2016]. Disponible en: http://www.bashh.org/documents/2674.pdf

49- Goncalves H, Machado EC, Soares AL. Sexual initiation among adolescents (10 to 14 years old) and health behaviors. RevBrasEpidemiol. [Internet]; 2015 [Citado 20 feb 2018]; 18:1-19. Disponible en: http://dx.doi.org/10.1590/1980-5497201500010003.

50- Center for Disease Control and Prevention National Center for HIV/AIDS. Diagnoses of HIV infection in the United States and dependent areas, 2019. HIV SurveillanceReport 2021;32.

51- De la Rosa FB. Prevención del VIH/SIDA y otras infecciones de transmisión sexual en hombres que ejercen la prostitución". Elementos clave para el desarrollo de programas". Secretaría del Plan Nacional sobre el Sida. Ministerio de Sanidad y Consumo; 2003.

52- Workowski KA, Bolan GA; Centers for Disease Control and Prevention. Sexually transmitted diseases treatment guidelines. MMWR Recomm Rep 2015; 64(RR-03):1-137.

53- O'Connor EA, Lin JS, Burda BU, et al. USPSTF: behavioral sexual risk-reduction counseling in primary care to prevent sexually transmitted infections. Ann Intern Med 2014;161: 874–83.

54- Center for Disease Control and Prevention National Center for HIV/AIDS. Diagnoses of HIV infection in the United States and dependent areas, 2019. HIV Surveillance Report. 2021. p.32.

55- Sigurgeirsson B, Lindelöf B, Eklund G. Condylomata acuminata and risk of cancer: an epidemiological study. BMJ. 1991;303(6798):341-4.

56- OPS/OMS Nicaragua. Tú respeto y apoyo a las personas con VIH, tiene un gran valor: el valor humano de la solidaridad. (2017). [Internet]. 2019 [citado 13 Feb 2020]. Disponible en: https://www.paho.org/nic/index.php?option=com_content&view=article&id=909:tu-respeto-y-apoyo-a-personas-con-vih-tiene-un-gran-valor-valor-humano-de-solidaridad&Itemid=244/.

57- VIH/SIDA: Conceptos básicos. InfoSIDA. [Internet]. 2018 [citado 13 May 2019]. Disponible en: https://infosida.nih.gov/understanding-hiv-aids/fact-sheets/19/45/vih-sida--conceptos-basicos/

58- Plan Estratégico Nacional para la prevención y el control de las ITS y el VIH/sida. 2014-2018. [Internet] La Habana: Ministerio de Salud Pública; 2013 [citado 15 Abr 2013]. Disponible en: http://www.sld.cu/servicios/sida/

59- La prevención en salud [Internet].Italia: Algunos referentes conceptuales. C1999-2016 [actualizado 15 marzo 2018; citado 4 mar 2020]. Disponible en: http://www.psicologiaonline.com/colaboradores/barbara/prevencion/indxshtml

60- Alpízar Navarro J, Rodríguez Jiménez P, Cañete Villafranca R. Intervención educativa sobre educación sexual en adolescentes de una escuela secundaria básica. Unión de Reyes, Matanzas, Cuba. RevMed Electrón [Internet]. 2014 Oct [citado 28 Sep 2015];36(5):572-82. Disponible en: http://scielo.sld.cu/scielo.php?script=sci_arttext&pid=S168418242014000500005&lng=es

61- Varela La OY, Fernández Verdecia L, García Sánchez M, Pelegrino Rivero A, Fernández García J. Programa de capacitación sobre ITS/VIH/SIDA para estudiantes de quinto año de Tecnología de la Salud. RevCubMultimed. 2014; 18(3):14-22.

62- Puentes Rizo E, Domínguez Bárbara E, Rodríguez de C, Correa Jáuregui M. La sexualidad en adolescentes de la secundaria básica "VietNam". RevCubanaMed Gen Integr [Internet]; 2012 Dic [citado 13Abr 2015];28(4):599-610.Disponible en:http://scielo.sld.cu/scielo.php?script=sci_arttext&pid=S08642125201200 0400004&lng=es

63- Lizarraga Malpart-Ida YM, Torres Franco D. Nivel de conocimiento y actitudes sexuales en adolescentes del 5o de secundaria -institución educativa "mariscal castilla" el 'tambo- 2015. [Tesis]. Huancayo-Perú: Universidad Nacional Del Centro Del Perú; 2015.

64- Domínguez León SI, Benítez Fuentes B, Fernández Alfonso JM, Delgado Pérez L, Bello Rodríguez B. Intervención educativa en VIH/sida en adolescentes de la Escuela Militar Camilo Cienfuegos. Matanzas. 2008. RevMéd Electrón [Internet];2010 [citado 22 Mar 2015];32(6). Disponibleen:http://www.revmatanzas.sld.cu/revista%20medica/ano%2020 10/vol6%202010/tem a08.htm32

65- Hernández Céspedes JD, Velásquez López RN, Pinzón Gutiérrez CM. Conocimiento, actitud y práctica en anticoncepción en adolescentes escolarizados en la comuna 1 de Villavicencio. Rev CSV [Internet]; 2017 Jul

[citado 13 feb 2018]; 9 (1): 4-12. Disponible en:
https://doi.org/10.22519/21455333.775

66- Serra M, Vidal J, Basso J, Cerrati E, Meré JJ, Osimani ML. Prevención del
SIDA en la enseñanza secundaria. Montevideo: UNICEF; 2016:24.

67- Epalzal barrondo C. Día europeo de la Salud Sexual. VIH e ITS de la
Sociedad Española de Infectología Pediátrica. Disponible en:
https://www.consalud.es/pacientes/its-adolescentes-duplican-casos-reduce-
diagnostico-pandemia_109990_102.html

68- Santoya Arévalo AA, Martínez González JE, Milanés Céspedes YM, Castro
Rodríguez A, Santisteban Mustelier Z. Hoja informativa sobre ITS/VIH/sida.
Una experiencia de comunicación en salud desde Granma Cuba.
MULTIMED 2015; 19(5): 883-95.

BIBLIOGRAFÍA COMPLEMENTARIA:

- Armas M. Agentes Biológicos. Ciudad de La Habana: Editorial Ciencias
Médicas;2014.

- Benenson SA. Manual para el control de las enfermedades transmisibles. 16
ed. Washington DC;1997.

- Curbelo GT J. et al. Salud Pública. T 2. La Habana: Editorial Ciencias
Médicas;2000.

- Llop Hernández A. Valdés Dapena M. Zuazo I. Microbiología y Parasitología
Médica. Tomo I. Ciudad de La Habana: Editorial Ciencias Médicas;2001.

- Llop Hernández A, Valdés Dapena M, Zuazo I. Microbiología y Parasitología
Médica. T2. Ciudad de La Habana: Editorial Ciencias Médicas;2001.

- Llop Hernández A, Valdés Dapena M, Zuazo I. Microbiología y Parasitología
Médica. T.3. Ciudad de La Habana: Editorial Ciencias Médicas;2001.

ANEXOS

Anexo 1. Consentimientos informados.

1. Escuela Secundaria Básica Urbana: Manuel Ascunce Domenech

Yo_____________________, con Carnet de Identidad ___________ doy mi consentimiento para que mi hijo participe voluntariamente en la intervención comunitaria sobre ITS en adolescente pertenecientes a la Escuela Secundaria Básica Urbana: Manuel Ascunce Domenech de Manzanillo, Granma. Acepto (a) que participe en el cuestionario requerido en la investigación y permito el uso de la información por parte de los investigadores, sabiendo que toda la información recogida se mantendrá reservada y confidencial.

Autorizo la utilización de sus datos en publicaciones y con otros fines investigativos siempre y cuando resulten beneficiosos para el desarrollo de la ciencia y se mantenga sin revelar su identidad. Afirmo y confirmo que su participación sea completamente voluntaria.

Podrán realizar todas las preguntas que consideren necesarias acerca de la investigación.

Estoy conforme con todo lo expuesto y para que así conste firmo a continuación expresando mi consentimiento.

Nombre y Apellidos de los padres o tutores_____________________________
Firma_______________

2. Escuela Secundaria Básica Urbana: Manuel Ascunce Domenech

Yo_____________________ participo voluntariamente en la intervención comunitaria sobre ITS en adolescente pertenecientes a la Escuela Secundaria Básica Urbana: Manuel Ascunce Domenech de Manzanillo, Granma. Estoy dispuesto (a) a participar en el cuestionario requerido en la investigación y permito el uso de la información por parte de los investigadores, sabiendo que toda la información recogida se mantendrá reservada y es confidencial.

Autorizo la utilización de mis datos en publicaciones y con otros fines investigativos siempre y cuando resulten beneficiosos para el desarrollo de la ciencia y se mantenga sin revelar mi identidad. Afirmo y confirmo que mi participación es completamente voluntaria.

He realizado todas las preguntas que considere necesarias acerca de la investigación, y en caso de que desee aportar algún nuevo dato o recibir más información sobre el estudio o la enfermedad.

Estoy conforme con todo lo expuesto y para que así conste firmo a continuación expresando mi consentimiento.

Nombre   y   Apellidos   del adolescente____

Firma________________

Fecha__________________ Lugar_______________________ Hora___

3. Escuela Secundaria Básica Urbana: Manuel Ascunce Domenech

Yo_____________________, con Carnet de Identidad ___________ doy mi consentimiento para que los adolescentes participen voluntariamente en la intervención comunitaria sobre ITS en adolescente pertenecientes de la Escuela Secundaria Básica Urbana: Manuel Ascunce Domenech de Manzanillo, Granma, que dirijo. Acepto (a) que participen en el cuestionario requerido en la investigación y permito el uso de la información por parte de los investigadores, sabiendo que toda la información recogida se mantendrá reservada y confidencial.

Autorizo la utilización de sus datos en publicaciones y con otros fines investigativos siempre y cuando resulten beneficiosos para el desarrollo de la ciencia y se mantenga sin revelar su identidad. Afirmo y confirmo que su participación sea completamente voluntaria.

Podrán realizar todas las preguntas que consideren necesarias acerca de la investigación.

Estoy conforme con todo lo expuesto y para que así conste firmo a continuación expresando mi consentimiento.

Nombre y Apellidos del Director(a) de la Institución
____

Firma_________________

Anexo 2. Encuesta.

Sexo:

_____ Masculino

_____Femenino

Edad:

_____11-13 años

_____14-16 años

_____17 años

Ha tenido prácticas de relaciones sexuales

_____Sí   _____No

Anexo 3. Cuestionario sobre ITS/VIH/sida.

Por: Dra. Haymeé Escalona Rodríguez

Este cuestionario forma parte de un estudio para desarrollar un programa de capacitación en los estudiantes, con el objetivo de desarrollar conocimientos que los prepare en la promoción de salud. Con este instrumento se pretende recoger información sobre el nivel de conocimientos de los estudiantes de la Escuela Secundaria Básica Urbana: Manuel Ascunce Domenech referente a las ITS/VIH/Sida.

Para contestar este cuestionario sólo tendrá que marcar con una cruz (X) la(s) respuesta(s) que considere más adecuada. GRACIAS POR SU COLABORACIÓN

1. ¿Qué es una infección sexual? Marque con una x las que considere correctas.

 a) -----Una enfermedad que se adquiere por vía sexual b) ---- Algo sólo propio de promiscuos o de personas sin higiene adecuada. c) ---- Una infección que no requiere tratamiento médico d) ---- Infección que se evita con cualquier método anticonceptivo. e) ---- No sé.

2. ¿Cuáles son las infecciones de transmisión sexual? Marque con una x las que considere correctas.

a) ---Sífilis b) ---Gonorrea c) ---Herpes genital d) ---Chancro blando

e) --- Linfogranuloma venéreo f) --- Candidiasis vaginal   g) ---Condilomas

h) ---sidai) ---Hepatitis B   j) ---Trichomoniasis   k) ----Vaginosis

3. De las vías de transmisión del VIH. Marque con una x las que considere correctas.

a) ---mosquitos b) ---la menstruación c) ---fluidos vaginales

d) ---besos profundos e) ---leche materna f) ---semen g) ---sudor

h) ---tatuajes

4. De los síntomas que te mencionamos a continuación. Marque x las que avisen que puedes tener una ITS.

 a) ---verrugas b) ---ronchas c) ---llagas d) ---secreciones e) ---ardor al orinar

f) ---inflamación en la pelvis g) ---picazón en genitales h) ---dolor de cabeza

5. ¿El virus de VIH/sida produce lesiones en los genitales? ---Sí   ---No

6. ¿Uno se puede dar cuenta que tiene el VIH por los síntomas? ---Sí   ---No.

7. ¿Menos el sida todas las demás ITS tienen cura? ---Sí ---No
En caso de respuesta afirmativa, diga cuáles.

8. ¿Una persona con una ITS que no tenga cura, puede transmitir la enfermedad? ---Sí ---No

9. ¿Una sífilis mal cuidada se puede convertir en Sida? ---Sí.---No

10. Se debe poner el condón:
a) ---antes de la eyaculación b) ---antes de la erección
c) ---antes de la penetración   d) ---durante la excitación

11. ¿Usar dos condones es más seguro?   ---Sí ---No

12. ¿Cómo puedes protegerte de contraer una ITS? Marque X
a) ___ No teniendo relaciones sexuales
b) ___ Evitar la promiscuidad sexual
c) ___ Teniendo relaciones sexuales sin penetración
d) ___ Siendo fiel ambos miembros de la pareja
e) ___ Usando condón en todas las relaciones sexuales.
f) ___ Sexo interrumpido.

13. Para conocer del tema de sexualidad o ITS, ¿con quién te informas?

a ___Médicos	b ___Enfermera(o)	c ___Familiares
d ___Internet	e ___Amigos	f ___Libros
g ___Escuela	h ___Radio o Televisión	i ___A su pareja

Anexo 4. Respuestas del Cuestionario.

1. ¿Qué es una infección sexual?

Se consideró correcta la respuesta cuando el estudiante marcó el inciso a)

2. Infecciones de Transmisión Sexual.

Se consideró correcta cuando el estudiante marcó todos los incisos.

3. Vías de transmisión del VIH.

La respuesta fue correcta si el estudiante marcó los incisos (b, c, e, f, h) e incorrecta si marcó cualquier otro.

4. Síntomas que avisan que puedes tener una ITS.

Se consideró correcta cuando el estudiante marcó los incisos (a, c, d, e, f, g) e incorrecta si marcó cualquier otro.

5 ¿El virus de VIH/sida produce lesiones en los genitales?

Se consideró correcta si el estudiante respondió que No

6. ¿Uno se puede dar cuenta que tiene el VIH por los síntomas?

Se consideró correcta si el estudiante respondió que No.

7. ¿Menos el sida todas las demás ITS tienen cura? ---Sí ---No

Se consideró correcta si el estudiante respondió que No.

8. ¿Una persona con una ITS que no tenga cura, puede transmitir la enfermedad?

Se consideró correcta si el estudiante respondió que Sí.

9. ¿Una sífilis mal cuidada se puede convertir en Sida?

Se consideró correcta si el estudiante respondió que No.

10. Acerca de cuándo se debe poner el condón.

Se consideró correcta si el estudiante respondió el inciso d).

11. ¿Usar dos condones es más seguro?

Se consideró correcta si el estudiante respondió que No

12. ¿Cómo puedes protegerte de contraer una ITS?

Se consideró correcta cuando el estudiante marcó los incisos (a, d, e) e incorrecta si marcó cualquier otro.

13. Fuentes de información sobre temas de sexualidad o ITS

Se consideró correcta cuando el estudiante marcó los incisos (a, b, c, f, g, h) e incorrecta si marcó cualquier otro.

Anexo 5. Intervención educativa

Juego de participación "La Escalera del saber"

Se entrega a los participantes una cartulina, lápices, crayola o plumones y se les invita a dibujar una escalera que muestra a través del dibujo de los peldaños, el conocimiento de quien lo posea sobre las Infecciones de Transmisión Sexual. Esta escalera será de forma distinta por cada persona dependiendo de los conocimientos que tengan sobre estos temas, si sabe mucho será con muchos peldaños y grande, pero si sabe poco la harán con algunos peldaños y muy chiquita. Al final de cada sesión si los adolescentes creen que han aprendido, la escalera irá creciendo.

Observación de la Exposición:

Se les muestra a los participantes plegables láminas, fotos de revistas y afiches acerca de la ITS/VIH/Sida en una exposición para observar por los autores de la investigación, el interés motivacional y los conocimientos de los adolescentes acerca de las infecciones de transmisión sexual. Al final de cada sesión si los adolescentes creen que han aprendido, se les invita a hablar acerca de las ITS mostradas. El último día el coordinador invita al grupo a despedirse de la escalera del saber y la exposición para mostrarla a otros adolescentes que lo necesitan.

Sociodrama:

Es una representación por los mismos participantes del curso en el que se simula una situación real. Es útil para desarrollar habilidades prácticas, enseñar y formar conciencia de una situación.

- Lluvia de ideas:

Es una forma de trabajo grupal que ejercita la imaginación, promueve las ideas de los participantes sobre un tema o un problema, con el objetivo de producir ideas originales o soluciones nuevas. Activa la participación y propicia un ambiente de confianza entre los participantes.

- Juego de participación "Negociando el uso del condón"

El coordinador agrupará a todos los estudiantes en dúos, fundamentalmente una hembra y un varón. El profesor comentará que uno de los dos participantes se rehúsa a usar el condón y que el otro tendrá que convencerlo a que lo utilice en la relación sexual. Cada vez que le corresponda a un dúo los demás estudiantes prestarán atención y al finalizar la actividad se seleccionaran los mejores. El juego se realiza aplicando la "Ruleta del condón" proporcionado por el Centro Nacional de prevención de las ITS /VIH Sida.

Anexo 6. Programa Educativo.

Temas	Título	Tiempo
I	¡Hola!	90 minutos
II	Infecciones de Transmisión Sexual	90 minutos
III	VIH/sida	90 minutos
IV	Comportamiento sexual responsable	90 minutos
V	Promoción y Educación de Salud	90 minutos
VI	Conclusiones	90 minutos

Título: Programa educativo sobre las ITS y el VIH/sida en adolescentes de la secundaria Manuel AscunceDomenech.

Total de horas: 36 horas (90 minutos para cada grado, con 2 frecuencias semanales).

Objetivo general: Capacitar los adolescentes sobre las Infecciones de Transmisión Sexual.

Temáticas a tratar en el programa de intervención.

Sesión 1

Tema: ¡Hola!

Objetivo: Explicar la realización del programa para la intervención educativa.

Desarrollo: se inicia la sesión con la presentación de cada una de las participantes. Luego se les explica en qué consiste la intervención educativa, el tiempo de duración, los propósitos y lo que se pretende lograr al finalizar el mismo. Además se monta una exposición con láminas, afiches, plegables y fotos en diaporama (soporte digital), para observar por la autora el interés motivacional del tema.

Responsable: Autora

Duración: 5 horas (3 semanas)

Sesión 2

Tema: Infecciones de Transmisión Sexual.

Objetivos:

1. Explicar la definición de **Infección de Transmisión Sexual**, los tipos, síntomas y signos que presentan, los agentes que las producen, las complicaciones que acarrean y la magnitud del problema.

2. Identificar las curables de las que no tienen cura.

Desarrollo: para el desarrollo de esta sesión se sugiere aplicar una técnica participativa la cual consiste en dividir los grados de 8vo y 9no en grupos, se enumeran del 1 al 3 y de esta forma quedan conformados varios equipos. A todos los equipos, se les entregarán papeles con una pregunta ¿Qué entienden por ITS?

Se les dará un tiempo de aproximadamente 10 minutos para que en equipo socialicen sus criterios y luego una representante expresará las consideraciones analizadas, así hasta que cada equipo exponga, esto le permitirá a la autora introducir la definición de Infecciones de Transmisión Sexual. Posteriormente se hará alusión a cómo se comporta a nivel mundial, en Cuba y en el área de salud, además de los tipos de ITS que existen.

Se sugiere utilizar como medio de enseñanza los materiales proporcionados por la exposición relacionados con la temática a abordar, para poder tratar cuáles son las ITS de acuerdo a los síntomas y signos, las complicaciones a largo plazo y las que no tienen cura, destacando su repercusión en la calidad de vida del ser humano. Se motiva a los participantes para la próxima actividad.

Responsable: autora

Duración: 26 horas, equivalentes a 17 semanas.
Sesión 3

Tema: VIH/sida.

Objetivo: Explicar la definición de **VIH/sida**, síntomas y signos, vías de transmisión, magnitud del problema y las posibles complicaciones que pueden acarrean.

Desarrollo: se inicia la sesión con un breve recordatorio sobre la capacitación anterior. Luego se procede a realizar la actividad, durante la cual la autora informa a los participantes los aspectos relacionados con la temática. En la conferencia se abordó el VIH/Sida, (se explica el significado de las siglas), el agente etiológico que la produce, las vías de transmisión, especificando por donde no se transmite, las puertas de entradas, período de incubación y la prevención. Las complicaciones y cómo se comporta a nivel mundial, en Cuba, Provincial, Municipal y en el área de salud, también son expuestas.

Responsable: autora.

Duración: 6 horas.

Sesión 4

Tema: Comportamiento sexual responsable.

Objetivo: Explicar los factores de riesgos para contraer una ITS.

Desarrollo: Se inicia la sesión con un breve recordatorio sobre la capacitación anterior. Luego se procede a realizar la actividad, durante la cual la autora informa a los participantes los aspectos relacionados con la temática. En la conferencia se abordó los diferentes factores de riesgos para contraer una ITS.

Responsable: autora.

Duración: 3 horas.

Sesión 5

Tema: Promoción y Educación para la Salud

Objetivo: Explicar la importancia del uso de condón y las ventajas que representa.

Desarrollo: se inicia la sesión con un breve recordatorio sobre la capacitación anterior. Luego se procede a realizar la actividad, durante la cual la autora informa a los participantes los aspectos relacionados con la temática. En la conferencia se abordó la importancia del uso de condón y las ventajas que representa. Se comenta acerca de los espacios a través de los medios audio visuales en los que se hace promoción del tema, suscitando a los estudiantes al debate.

Responsable: autora.

Duración: 3 horas.

Sesión 6

Tema: Resumen y conclusiones.

Objetivos: Determinar el nivel de satisfacción de los adolescentes con el programa de intervención evaluando la efectividad de la intervención educativa implementada.

Técnica Participativa: Lluvia de ideas
Desarrollo: Se inicia la sesión con un breve recordatorio de todos los temas anteriores y se procede a evaluar los conocimientos adquiridos. Se aplica la técnica "Lluvia de Ideas", a través de la cual se recogerán las opiniones sobre la capacitación recibida para determinar el nivel de satisfacción de los pacientes con el programa de intervención. La evaluación se realizó de la misma forma que al inicio mediante la encuesta confeccionada por la autora para este fin.

Responsable: autora
Duración: 1 hora.

Anexo 7. Siglas empleadas en la documentación.

VHS: Virus Herpes Simples

ITS: Infecciones de Transmisión Sexual

OMS: Organización Mundial de la Salud

OPS: Organización Panamericana de la Salud

VPH: Virus del Papiloma Humano

VHB: Virus de la Hepatitis B

VIH: Virus de la Inmunodeficiencia Humana

LGV: Linfogranuloma Venéreo

VB: Vaginosis Bacteriana

ONU: Organización de Naciones Unidas

sida: síndrome de inmunodeficiencia adquirida

CDC: Centro para el Control y Prevención de Enfermedades

EE. UU: Estados Unidos de Norteamérica

EDO: Enfermedad de Declaración Obligatoria

MINSAP: Ministerio de Salud Pública

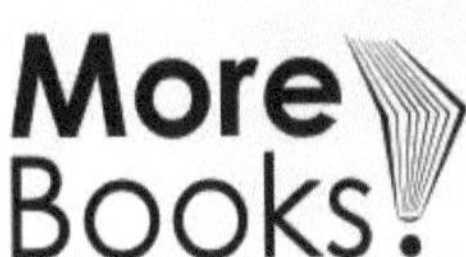

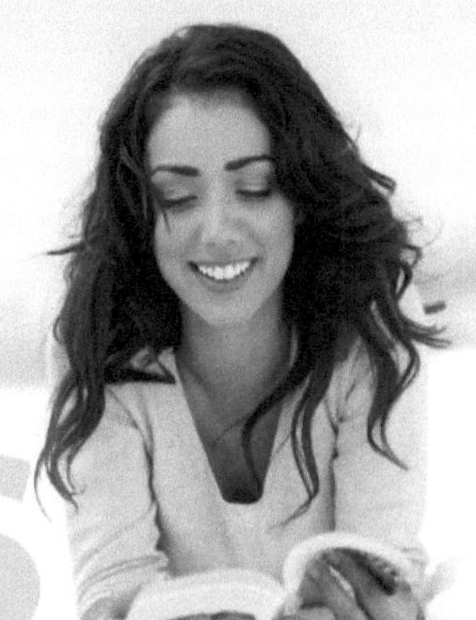

yes

I want morebooks!

Buy your books fast and straightforward online - at one of world's fastest growing online book stores! Environmentally sound due to Print-on-Demand technologies.

Buy your books online at
www.morebooks.shop

¡Compre sus libros rápido y directo en internet, en una de las librerías en línea con mayor crecimiento en el mundo! Producción que protege el medio ambiente a través de las tecnologías de impresión bajo demanda.

Compre sus libros online en
www.morebooks.shop

info@omniscriptum.com
www.omniscriptum.com

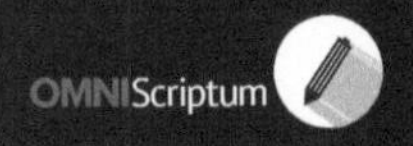

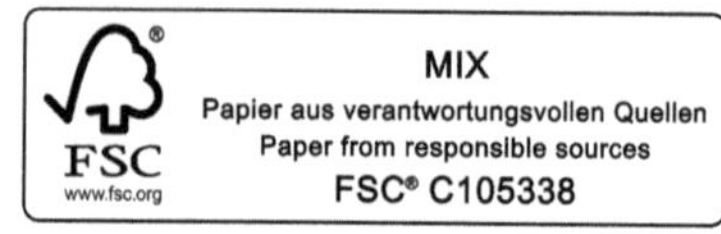

Printed by Books on Demand GmbH, Norderstedt / Germany